新 潮 文 庫

こどもホスピスの奇跡

石 井 光 太 著

新 潮 社 版

11752

プロローグ

二〇一六年四月一日の昼下がり、大阪市の花博記念公園鶴見《つるみ》緑地には春の小雨がしとしとと降っていた。満開の桜が雨水を浴び、瑞々《みずみず》しく輝いている。

その一角に、真新しい木造二階建ての施設があった。建物は、青い芝生の庭を囲むような弧形をしている。室内には新築の木の香りが漂い、大きなガラス窓からは自然光が射《さ》し込む。

一階のもっとも広い部屋には、ユニクロを手掛けるファーストリテイリングの会長兼社長である柳井正《やないただし》が紺色のジャケットを着て立っていた。隣にいるのは、左半身が不自由な制服姿の少女だ。

彼女の名前は、北東紗輝《きたひがしさき》。公立中学に通う二年生。三歳で脳腫瘍《のうしゅよう》を発症し、五歳で再発、さらに九歳で急性骨髄性白血病がわかり、物心つく前から手術や抗がん剤による薬物療法、それに放射線治療をくり返し受けた。左半身の麻痺《まひ》はその後遺症によるもので、今なおいつがんが再発してもおかしくない。

この日行われていたのは、日本で最初の民間の小児ホスピス「TSURUMIこどもホスピス」のオープニングセレモニーだ。施設全体が子供の遊び場になっていて、おもちゃの部屋、おとの部屋、ひかりの部屋、どんぐりの部屋、つるみカフェなどいくつもの部屋が用意され、数えきれないくらいの遊具や楽器が並べられている。ファーストリテイリングはこのホスピスの建設費用の一部を社会貢献事業として提供していたのだ。

オープニングセレモニーでは、まず柳井らによって紅白のテープカットが行われた。会場にはこれからホスピスで働く看護師や保育士だけでなく、利用者の保護者、教育関係者、報道各社の記者、さらにはクラウン（ピエロ）に扮《ふん》した人たちまで集まり割れんばかりの拍手が沸き起こる。

テープカットが終わると、記者たちは柳井のもとに集まり、マイクを向けて矢継ぎ早に質問を投げかけた。シャッター音とフラッシュの光の中で、柳井は淡々と日本に民間の小児ホスピスを設立することの意義を語った。

「つくるのはわりと簡単です。でも、これを運営するのは非常に難しいと思うんで、ぜひ世界に誇れるホスピスになっていただきたいなと思います」

柳井は落ち着いた口調で答えつつ、傍の紗輝に同意を求めるように微笑《ほほえ》みかける。

紗輝は、柳井が日本を代表する企業の社長であり、ホスピスの出資者であることは知っていたものの、命の危険にさらされた難病の子供とどう関係しているのかはわからなかった。脳裏をよぎるのは、むしろホスピスの完成を待たずに世を去っていった小児病棟の仲間たちだ。

ある男の子は紗輝の初恋の相手だった。大阪市内の名門高校へ通う三年生の彼は医学部への進学を目指していた。闘病中に治療と学業を両立する難しさを実感し、当時の大阪市長である橋下徹《はしもととおる》にメールを送り、難病の高校生に講師を派遣する制度をつくってもらったものの、それから一年も経《た》たないうちに命を落とした。

また、ある女の子は、つらい闘病生活の中で何度も笑い話をした相手だった。病院のプレイルームで遊びを教わり、携帯で音楽を流して一緒にうたい踊った。彼女と一緒にはしゃぐのが、数少ない楽しみだった。

三歳の頃から病気と闘ってきた紗輝にとって、こうした仲間は生死をともにした戦友のような存在だった。腫瘍で顔が倍くらいに膨らんで死んでいった子もいれば、緩和ケア病室へ運ばれた数日後に物言わぬ体となって葬儀場へ運ばれていった子もいた。今なお、全身を病魔に侵されて寝たきりになっている子もいる。

仲間たちが最期《さいご》まで抱いていた願いは、ごく普通の子供としての時間を生きたいということだ。

オープニングセレモニーから二カ月後の六月、私は新築の香りが広がるホスピスの一室にいた。窓の外では夏を感じさせる陽射しが照り、草地には蝶《ちょう》が舞っている。麻痺した左足を引きずりながらやってきたのは紗輝だった。彼女はセレモニーに出た時のことを語った。

「病院に入院していた時は、将来のことより、その日一日のことしか考えられませんでした。退院してからも、学校には友達がおらんかったし、遊ぶことも勉強についていくこともできませんでした。免疫《めんえき》力が低いので出かける場所もなかった。私だけじゃなく、病棟で会った友達はみんなそんな思いを抱いていました。

他の子がまだ病気と闘ったり、亡《な》くなったりしている中、なんで私が退院できてセレモニーに出られるようになったのかわかりません。たぶん、運が良かった。それだけやったんやと思います。でも、だからこそ、私はホスピスを少しでも多くの人に知ってもらいたいし、できることがあればやりたい。それが、私の役割やと思ってます」

難病を克服して社会にもどれるかどうかは「運」でしかない。中学二年でそう言い切れるのは、紗輝がいくつもの過酷な現実を目にしてきたからだろう。

健康な子供であれば、毎日学校へ行って友達と冗談を言い合ったり、校庭を走り回ったりし、春にはクラス替えに一喜一憂する。将来の夢を家族と語り合うこともある。だが、難病の子供たちはちがう。狭い病室のベッドに何年も横たわり、手術で体にメスを入れられ、抗がん剤という「猛毒」を体内に流し込まれる。薬の副作用でもだえ苦しんでいても、一人で歯を食いしばって耐えるしかなく、将来像どころか、明日生きている自分の姿さえ想像できない。

日本には小児がんなど難病の子供が十五万人おり、そのうち二万人が命を脅《おびや》かされている。こうした子供たちが一日、いや、半日でもいいから、社会にもどってごく普通の園児や小学生としての日常をすごしたいと切望するのは当然だろう。

ＴＳＵＲＵＭＩこどもホスピスは、そんな子供の願いをかなえるためにつくられた施設だ。ホスピスという名称がつくものの、成人用のそれのように死にゆく人間を看《み》取《と》るための場ではない。難病の子供たちが短い時間であっても治療の場から離れ、家族や友人と笑い合って、生涯忘れえぬ思い出をつくるための「家」としての空間なのだ。

――一時退院した子供に、他人の目や感染症を気にせずに遊ばせてあげたい。

――余命宣告を受けた子供とキャンプをして、家族の思い出をつくりたい。

――最後にパーティーをして友達とお別れがしたい。

この建物に来れば、子供たちはそんな願いをかなえることができる。無数のオモチャを独り占めできるし、庭で水遊びをすることも、高価なドラムセットを思い切り演奏することもできる。大きなテントを設置してキャンプをすることも可能だ。スタッフの中には小児科の看護師だった人や保育園で難病の子の保育をしていた人もいるので、容態が急変しても対応してもらえる。

イギリスをはじめとした欧米では、こうした民間の施設がいくつもつくられてきたが、日本では二〇一六年まで存在しなかった。それまで難病の子供たちはまるで社会から隔絶されるように、病院や家に閉じこもり、物言わぬ患者であることを強いられていたのだ。

日本が出遅れた背景には、小児医療を取り巻く諸問題が横たわっている。大勢の医療関係者が必要性を感じていたものの、古びた病院の倫理や慣習を変えることができず、もっとも弱い立場の子供にしわ寄せがいっていたのである。ある医師は、その時期を「小児医療の暗黒時代」とさえ呼んだ。

しかし、こうした現状に声を上げ、立ち上がった人々がいた。

本書で取り上げる小児医療の最前線で闘っていた医師、看護師、保育士、保護者たちだ。また、難病の子供たちも自ら声を上げ、動いた。長い歳月をかけて閉ざされた小児医療の世界に風穴を開けようとした。

そんな彼らが抱いていた夢の一つが、民間の小児ホスピスをつくること、つまり、ＴＳＵＲＵＭＩこどもホスピスの完成だったのだ。

これから本書で描くのは、命に限りのある子供たちの尊厳を守ろうとして闘った人たちの記録である。

日本で難病の子供たちはどのような状況に置かれていたのか。人々は小児医療の何を変革しようとしたのか。ＴＳＵＲＵＭＩこどもホスピスが託された夢とは何だったのか。

深い苦しみの底から光を見出《みいだ》した一人の医師の足跡から物語をはじめたい。

目次

こどもホスピスの奇跡

第一章　小児科病棟の暗黒時代

白い巨塔の不文律

大阪市北区に、堂島川と土佐堀川に挟まれた三キロほどの中州がある。中之島《なかのしま》と呼ばれる地区だ。

大阪の政治や文化の中心地であり、大阪市庁舎、大阪市中央公会堂、大阪府立中之島図書館といった建物が並んでいる他、国内を代表する企業のオフィスビルから外国の領事館までもがつらなっている。

かつて大阪大学医学部附属病院は、この中之島を一望できる対岸の福島一丁目にそびえるようにして建っていた。通称「阪大病院」。一九九三年に吹田《すいた》市に移転するまで、ここが大阪の医療の中心だった。

阪大病院は多数の優秀な医師が輩出する一方で、昔ながらの権威主義が行きすぎて批判の的となったこともあった。大学病院のゆがんだ権力構造を描いた山崎豊子の小説『白い巨塔』のモデルとなったのも同病院だ。それでも阪大病院は常に高い医療レベルを保ち、医学界で確固たる地位を築いてきた。

一九八三年、そんな阪大病院の小児科に一人の新人医師が医局員として入った。若き日の原純一《じゅんいち》である。後に白血病の専門医として名を知られ、同大学医学部の教授候補となる人物だ。ただ、本人はテレビドラマで描かれる医学界の重鎮という印象はまるでなく、細身で飄々《ひょうひょう》として、真面目な会話の中でも折に触れてジョークを言うタイプだ。

原が小児科医になるのを選んだのには、特別な思い入れがあったわけではなかった。一九五四年に、放射線科の医師の子供として生まれ、当たり前のように医師を目指して阪大医学部に進んだ。学生時代に様々な科を回って勉強する中で、「幼い子なら、亡《な》くなることも少ないやろ」という考えで、小児科医の道を選んだ。

大阪回生病院で小児科研修を受けた後、原は阪大病院にもどり、数多《あまた》いる医局員の一人となった。これが阪大病院でのキャリアのスタートだった。

阪大病院の小児科病棟のベッドには、府内からだけでなく、近畿《きんき》全域、時には九州や四国から難病をわずらう子供たちが集まっていた。

子供の難病と一言で表しても、小児がん、神経筋疾患、重度心臓疾患、染色体異常など原因も病状もまったく異なる。日本に数人しかいない希少疾患もある。

小児の難病治療は、患者の数が少ないので、地方の病院の医師では対応が難しい。病気の診断、治療のノウハウなど病院の受け入れ態勢が整っていないのだ。そのため、小規模の病院は難病だとわかれば大学病院に転院させるし、患者も藁《わら》にもすがる思いでやってくる。

阪大病院の診察室で、原は各地からやってくる患者に向き合った。精密検査によって病状が深刻だとわかれば、必要最低限の説明だけして即座に入院させ、治療を開始する。

今でこそ入院よりも外来による治療に重きが置かれるが、この頃は入院によって生活を徹底的に管理するのが常識だった。その中で医師が果す役割は一つ。患者の病を治し、家庭に帰すことだ。医局の医師はそのための精鋭であり、患者を預かるからには阪大病院の名に懸けて何が何でも完治させなければならないという空気があった。

毎朝、原が白衣を着て小児科病棟の病室に赴くと、子供のベッドの脇《わき》には親が付き添っているのが常だった。阪大病院では子供の入院には親による二十四時間の付き添いが条件で、主に母親が子供の隣に寝泊まりして身の回りの世話をしていた。

親が原を見て発する言葉は同じだった。深々と頭を下げてこう言う。

「先生、よろしくお願いいたします。どんなことでもしますので、この子の病気をなんとか治してあげてください」

阪大病院は最後の砦《とりで》だ。親にしてみれば、原にすべてを託すしか道は残されていない。

原の専門は、小児の難病の十二%ほどを占める小児がんだ。小児の難病は重度脳性麻痺《まひ》や神経筋疾患など現代の医学では完治の見込みがないものも多いが、がんには治癒《ちゆ》の可能性がある。

原には新婚の家庭があったが、多忙さゆえに家に帰ることもままならず、来る日も来る日も患者の治療にあたった。がんの種類や進行によって異なるが、通常は外科手術、放射線治療、抗がん剤などによる薬物療法を組み合わせて行う。

治療で難しいのは、放射線治療にしても、薬物療法にしても、患者によって効果に差があることだ。同じ病気であっても、ある患者には効くが、別の患者には効かないということがあるので、知識と経験をもとにいろんな組み合わせを試してみるしかないのだが、期待を裏切られることも多い。

原は毎日のように先輩に意見を求めたり、国内外の論文を読み漁《あさ》ったりしながら、ひたすらがんとの闘いに勝利することを目指した。どれだけ抗がん剤を投与すべきか、効果がなければどの薬に切り替えるべきなのか、新たな治療法は確立されていないのか……。考えすぎて眠れない夜もしばしばだった。

家庭では、原は二人の息子の父親だ。息子たちが成長するにつれて、同じくらいの年齢の患者の苦しみが他人事《ひとごと》とは思えなくなった。親の無念さや、子供たちの孤独が痛いほどつたわってきて、なんとか救ってあげたいという気持ちが膨らむ。

だが、原は治療に励めば励むほど、何か大切なことを置き去りにしているのではないかという思いに囚《とら》われた。それは、患者に対して病気の説明ができていないことだった。

阪大病院だけでなく、この頃の小児医療の現場では、患者を不安にさせないために病名や進行具合を伏せるのが一般的だった。「悪いばい菌が入っちゃったから治そうね」とか「お腹《なか》にたまった水を抜く治療をしよう」などと嘘《うそ》をついてがん治療をしていく。

原はその理由を語る。

「医者の間には患者に病名を教えるのは言語道断っていう空気がありました。いろいろ言い分はありましたが、つまるところ医者にとって不都合なことが起るリスクを回避しておきたかったんですよ。病名や病状を教えたら、患者がパニックになって自殺をするんやないか。自暴自棄になって治療拒否されるんやないかって考える。今なら、そんなことにはならないとわかりますよ。でも、医者からすればやっぱりリスクはリスクなので、告知しないに越したことはない。だから、患者に真実はつたえるべきではないというのが不文律になっていたんです」

しかし、それは子供に余計な不安を与えることになった。

子供にとってがん治療は、筆舌に尽くしがたい苦痛を伴うものだ。病室に隔離された上で、検査と称して頻繁に採血されたり、生体検査で体内の病変の一部を採取されたりする。小児がんの三十八％を占める白血病の場合は、背中の腰骨に針を刺して骨髄を採取する骨髄検査も行われる。

小児がんに対する手術、薬物療法、放射線治療は副作用や後遺症を伴うさらに過酷なものだ。たとえば、抗がん剤は人体にとってがん細胞だけでなく、正常な細胞をも破壊する「猛毒」だ。患者が死なない程度に何種類もの毒を投与することでがん細胞を消滅させようとするのだが、そのぶん正常な細胞も壊されて激しい副作用に襲われる。

口の中は口内炎で埋めつくされて水さえ飲めなくなり、激しい下痢や血尿が起る。全身の疼痛《とうつう》、高熱による悪寒《おかん》や震え、神経障害によるしびれ、眉《まゆ》やまつ毛にいたるまでの脱毛……。

抗がん剤治療は、大人でも音を上げて治療を拒絶することがあるほどだ。だが、小さな子供は自分の意思を示すことができず、医師の意のままに抗がん剤を投与されつづけなければならない。

こうしたつらい治療を受ける際は、患者本人がきちんと納得して受け入れていることが重要だ。病気がどのようなもので、なぜここまで苦しい思いをしなければならないのかを理解しているからこそ、医師の言葉に従い歯を食いしばって乗り越えようとする。だが、何も教えられなければ、白衣を着た大人たちに取り囲まれて理由もなく暴力をふるわれるのに等しい。

原はつづける。

「患者の年齢にもよりますが、理解できる年頃の子には病気の説明はするべきなんです。何も成人に対するがん告知と同じでなくていいんです。きちんと子供と向き合って、『この病気は命にかかわるもんやから、しんどいけど今ちゃんと治療せなあかんねん。先生も全力でやるから君も一緒にがんばろうな』と言うだけでわかってくれるし、納得して闘う覚悟を決めてくれる。途中でつらくなっても、『先生、うちがんばってんねん』と言って我慢してくれる。そういうふうに医者と患者が心を一つにして病気と闘うことが大切なんです。逆にそれがないと、医者と患者の関係は壊れてしまいます」

説明を受けていない患者は、筆舌に尽くしがたい治療の苦しみの中で、医師に向かって「本当にばい菌なん？」と尋ねてくることがあるという。普通の病気にしてはあまりに様子がおかしいと察するのだ。

医師は「ほんまや。もうちょっとでばい菌がおらんようになるから、しんぼうしてな」と嘘を貫こうとする。傍にいる看護婦とて医師の言葉を打ち消すわけにいかないので口裏を合わす。

病状が悪化すればするほど、子供たちは納得できず、「なんでこんなことせなあかんの！」とか「もう嫌や。家に帰らせて！」と言いだす。場合によっては、ものに当たったり、病院食を食べなくなったり、治療を拒絶したりすることもある。困った医師や看護婦は、二十四時間付き添っている親に説得を任せる。

「お母さん、お子さんを良くしたいなら、しっかり治療を受けるように言うといてください。これはお子さんのためなんです」

親の方も子供に治療を受けさせたいものだから、あれこれと嘘をついて説き伏せようとする。

実は、親による二十四時間の付き添いは、こうしたことを含む医療者の負担軽減の目的もあった。阪大病院では看護婦の組合の力が大きく、婦長が大きな決定権を握っていた。そんな看護婦たちが入院時のルールとして決めていたのが、親による二十四時間付き添いだったのである。

入院にかかる看護基本料には、夜間看護料も含まれており、本来なら夜間看護は看護婦の業務の一つだ。だが、病院側は夜間看護料を受け取っておきながら、二十四時間付き添いを入院の条件にすることで、親に子供に対する細々とした雑務を任せていた。

夜中に寝付けない子供をなだめる、嫌がる薬を飲ませる、排泄《はいせつ》物や吐瀉《としゃ》物の片づけをする、日々の健康チェックをする。看護婦はそうしたわずらわしい業務から解放される。

これらには、過酷な治療を拒む子供への説得も含まれていた。抗がん剤の投与や手術を受け入れさせるには非常に手間がかかる。病院側はそれを親にやらせることで自分たちの負担を軽くしていたのである。

親としても病院側にわが子を面倒な患者だと思われたくないし、命を助けてもらいたいので、指示に従う。子供がわめき散らしたり、「お母さん助けて！」と言っても、医師の指示を聞くように言い聞かせる。

だが、親にとってそれは身を引き裂かれるほどつらい役割だ。

阪大病院で息子を白血病で失った親の一人に、安道照子《あんどうてるこ》がいる。後に小児がん患者の支援を行うＮＰＯ法人「エスビューロー」を立ち上げた人物だ。

彼女は長女につづいて五歳ちがいの長男・颯《はやて》を出産したが、三歳の時に白血病が判明し、阪大病院で治療を受けることになった。小児科病棟に入院する際、病院側からは二十四時間の付き添いが必要と言われた。安道はわが子のためと思って月曜日から金曜日まで泊りがけの看護をし、土日は夫が代わって泊った。

安道はその時の苦労を語る。

「看護婦さんたちの権力がとにかく強くて、いろんなルールでもって親を縛るんです。たとえば、ベッドを空けて入院を受け入れるかどうかを決めるのは、看護婦さんの権限でした。なので、親は看護婦さんの指示に不満があっても、入院を拒否されるのが怖くて、従わざるをえないんです。

大変だったのは、子供をなだめることですね。子供は検査や治療がつらいので嫌がります。親はそれをわかっているのですが、看護婦さんから指示されれば毎日何時間もかけて必死に説得しなければならないんです」

同じく、小学六年生の息子のがん治療に付き添った母親に、赤西聡子《さとこ》（仮名）がいる。彼女は病院側の指示に従うあまり、親子の間に亀裂《きれつ》が生じてしまった経験をもつ。彼女の言葉である。

「病気が進行してくると、息子は苦しさのあまり寝付けなくなりました。手術や治療の前日は、恐怖のあまり悲鳴を上げたり、ジュースの入ったコップを布団《ふとん》にひっくり返したりしました。

息子もいっぱいいっぱいやったんでしょう。でも、同じ病室には他の親子も寝泊まりしてはりますし、看護婦さんの目もあった。私は息子が駄々をこねるたびに、同室の人たちに迷惑をかけてしまうんやないか、看護婦さんに目をつけられるんやないかと思うと気が気じゃなく、息子を叱《しか》りました。『赤ん坊やないんやから、女々しいことばかり言うのはやめなさい！』と大声を出し、時には手を上げた。

息子からすれば、ひどい母親ですよね。しんどい治療にしんぼうしてんのに、なんで親に叩《たた》かれなければあかんのやって感じたはずです。一度息子が恨みがましい目をして『かかは病院の味方なんやろ、裏切り者』と言ってきたことは忘れられません。

それだけ私を憎んでいたんでしょう」

子供からすれば、医師や看護婦は治療を強いる恐ろしい人間だ。味方であるはずの親までもがそちら側につけば、信頼関係が崩れるのは当然だ。

初めのうちこそ、子供は必死に抵抗するが、次第に体力が衰え、〝言うだけムダ〟と悟ってあきらめるようになる。医師の方は子供が治療を受け入れたと都合良く解釈する。

原はそんな患者を見るたびに、自分のしていることは正しいのかと自問自答した。完治させられるならいいが、そうでなければ患者からもっとも大切なものを奪い取っているだけではないか。

だが、当時の病院にはその思いを口に出すことさえ許されない空気があった。

子供の愛情飢餓

阪大病院で多くの患者と接しているうちに、原は家庭そのものにも多大な負担がかかっている現状に気づいた。

小児医療では、医師は治療に専念し、患者の精神面や生活面は家族が支えるという役割分担になっていた。しかし、それが円滑にいくとはかぎらなかった。

親の多くは二十代から三十代前半と若く、心に余裕がないばかりか、家庭の経済基盤も脆弱《ぜいじゃく》だ。十代での予期せぬ妊娠をきっかけに結婚し、夫婦ともにアルバイトでなんとか生計を立てている家もある。そんな夫婦の間に生まれた二番目、三番目の子供が、ある日突然難病だと診断され、二十四時間病院で子供の傍に付き添い、何年間も看病することになったらどうなるか。

初めのうち、夫婦は手を取り合って全力を尽くす。だが、三カ月、半年と経《た》つうちにその絆《きずな》に亀裂が入る。家族の生活が成り立たなくなるばかりか、健康な方のきょうだいが放っておかれて愛情飢餓に陥る。

先に紹介した安道照子も同様の経験をもっている。三歳の長男が小児がんで入院した当時、長女は小学校の中学年だった。

安道は語る。

「平日、私は長女を実家に預けて二十四時間付き添いで病院につめ、夫は仕事でした。土日は夫に病院での付き添いをしてもらい、私は長女とともに家に帰りましたが、たまった用事に追われました。長女からすれば平日は母親の実家に預けられ、土日も親から相手にされず、病院へ行っても感染症対策で弟と面会することさえできない。十歳になるかならないかの年齢なので、一人きりで寂しく不安な日々を長くすごすことになりました」

このようにきょうだいの間で愛情の偏《かたよ》りが生じることは珍しくない。放っておかれた方は孤独感を膨らまし、時には難病のきょうだいを逆恨みするようになる。思春期の子なら、家庭の外に居場所を求めて非行に走ることもある。

そのため、数年かけて治療が終わり、ようやく家族全員が一緒に暮らせるようになった時には、子供の気持ちが家庭から離れて家族関係が壊れていることがある。

類似のことは、親同士でも起こりうる。夫婦が手を取り合って子供の治療を支えているうちはいいが、一年、二年と経つうちに、無理が高じてだんだんと衝突することが増えてくる。

共働きでギリギリの生活をしてきた家庭は、二十四時間付き添いを強いられて立ち行かなくなって借金を重ねる。何年もわが子の看護に明け暮れれば心身を病んでも不思議ではないし、ストレスからアルコールやギャンブルに走ることもある。そんな状況に陥れば、夫婦の間で諍《いさか》いが増えるのは必然だ。

若い夫婦が難病の子供を長期間にわたって支えていくには、それ相応の経済基盤や周囲からのサポートが必要だが、それがなければ、重荷に耐えられなくなり、関係性が音を立てて崩れてしまう。

安道の家庭もまた離婚という結末を迎えた。安道の言葉である。

「難病の子供を抱えながら家庭を回していくのは、ほんまに大変です。私は息子の看病や病院の人間関係でずっとピリピリしてましたし、夫は仕事があるので同じ目線でものを考えられません。治療への意見、健康な長女への対応、家庭のあり方など、いろんなところで意見のすれちがいが生まれました。

息子が亡くなったのは、病気がわかってから二、三年後です。闘病の期間としてはそこまで長くありませんでしたが、その時には夫婦間に埋めようのない亀裂が生じていました。最終的には、長男の死から一年くらい経って離婚することになりました」

先ほど例に出した赤西聡子もまた離婚の経験がある。

夫婦間にひびが入った最初のきっかけは金銭問題だった。一般的に小児の難病治療にかかる費用は、「小児慢性特定疾病《しっぺい》医療費助成制度」によって大半を助成金で補えるが、家族の生活費までを補償するものではない。妻が二十四時間付き添いのために仕事をつづけられず家計が窮し、長女と次女の面倒をみるのも難しくなった。

赤西は定年退職していた両親に経済的な支援を頼んだが、夫の方は家族と仲が悪く連絡さえ取れない状態だった。赤西は自分の実家にだけ負担をかけているという不平等さを感じていたこともあって、夫が付き合いで飲みに行ったり、二十四時間付き添いに非協力的だったりすることが許せなくなり、口論が絶えなくなった。それでも夫婦生活を維持していたのは、長女と次女を慮《おもんぱか》ったからだ。

そんなある日、一家を揺るがす出来事が起こる。高校一年だった長女が学校を中退すると言いだしたのだ。赤西は反対したが、長女はやめてしまい、「自分一人で生きていく」と言って家を出た。

赤西は言う。

「家から長女が出て行ったことはショックでしたが、病気の長男が一番それを気にしていました。自分が病気になったせいで、家計が苦しくなっているんじゃないか、お姉ちゃんが出て行ったんじゃないかって思い悩んでいたんです。私はそうじゃないって言ったけど、夫と顔を合わせるとやっぱりケンカになってしまう。

このままじゃ、長男は治療どころじゃないし、家にいる次女にだって悪影響を与える。福祉事務所に勤める知り合いに相談したところ、離婚を勧められたので、そうすることにしたんです。次女については実家に預かってもらいました。

子供たちには本当につらい思いをさせてしまいました。長女は家に寄りつかなくなり、次女の方も必要以上に気をつかうようになった。長男は三年間闘病した末に、自分のせいで家庭が壊れたと思いながら亡くなりました」

安道や赤西の家庭の例からわかるのは、子供の難病がきっかけとなって、家族の関係が粉々に壊れてしまう現実だ。

原は医師の立場から、こうした家族を嫌というほど目にしてきた。彼の言葉である。

「医者が患者のためを思って治療に取り組めば取り組むほど、家庭が疲弊していくという状況が当たり前でした。大きな要因は、社会支援の欠如でしょう。病院はソーシャルワーカーを配置していませんでしたし、きょうだいを支援するＮＰＯもありませんでした。企業の側にも、そうした家庭への理解がなかった。周りに何のサポートもなかったせいで、家族は子供が難病になった途端、あらゆる負担を自分たちで背負わなければならなかったんです」

こうした矛盾に気がついてはいたが、原にはどうする術《すべ》もなかった。社会全体の問題であり、医師一人が声を上げて変わるものだとは思えなかったからだ。

原はつづける。

「傍で見ていてつらかったのは、家族が崩壊した時に、患者である子供が自分のせいだと罪悪感を覚えることです。何の罪もないのに、『僕が病気になったせいでこうなったんかな』なんて言う。かわいそうで何とかしてあげたかったんですが、医者の役割は病気を治すことで家庭に介入することじゃない。結局は臨床医としてがん治療に専念するしかなかったんです」

しかし、小児がんは必ずしも完治させることのできる病気ではなかった。

恨んだ目をして死んでいく

原が医師になったばかりの頃、小児がんの生存率は五割ほどと言われていた。現在は抗がん剤や副作用を抑える抗生剤が良くなったことで、七割にまで上がったものの、逆に言えば三割の子供は命を落としているのが現状だ。

ある程度の症例数をこなした医師であれば、どこかの段階でこの患者は治らないとわかるものだ。手術で腫瘍《しゅよう》をすべて取り除くことができず、抗がん剤や放射線治療でも期待していた効果が現れない。こうなれば、がんが転移し、子供が衰弱していくのを見守るしかない。

原は言う。

「医者をやっていると、打つ手がなくなって患者さんの命がどうにもならない領域に入ったことがわかります。医者の手から離れて、どんどん死に向かって流されていく。医学の力でもどうにもできません。

僕は若い頃、医者が患者を助けられないのは恥ずべきことと思い込んでいました。

どれだけ手を尽くしたかなんて関係ない。助けられなければ、医学的には負けなんです。結局は医者に力がなかったということにしかならない。

医者はそういう容態になったのを見ると、敗北感に打ちひしがれたものです。患者さんや家族に申し訳なくて顔を合わせるのが怖かった。病室に入れなくなったこともあった。それでも公然と負けを認めるわけにはいかないので、最後まで延命治療をつづけるより仕方がないのです」

治療が八方ふさがりになっても、医師が白旗を揚げることは許されず、命の炎が消えるまで手を尽くさなければならなかった。余命宣告はせず、全身にチューブをつけて栄養や薬品を大量に注入し、せん妄（意識障害）が現れても「がんばれ！」と言いつづける。

「弱って飲食ができないのに無理やり点滴をすると、患者さんの体は水がたまって変形していくんですよ。栄養や薬を吸収することができないんです。体はむくみ、肌も変色します。

あの当時は緩和ケアという言葉すらなかったので、『痛みを極力抑えて静かに看取《みと》りましょう』なんて提言はできませんでした。だから、最期《さいご》の最期まで患者が苦しむのをわかっていながら、延命させるしかなかったんです」

緩和ケアには鎮痛剤等が必要だが、そうした薬もほとんどなかった。一九八九年になってようやくモルヒネ系の鎮痛剤である「MSコンチン」が発売されたが、二時間しか効果が持続しない上に、成人用の製品しか販売されていなかった。

日本で緩和用の薬が本格的に流通しだしたのは、二〇〇〇年代以降で、小児用の薬はさらに後だった。小児用の薬が製造されなかった背景には、小児がんの発生数が少ないことがある。製薬会社からすれば開発したところでほとんど利益にならないため、後回しにされたのだ。また、子供にはモルヒネをつかってはいけないという風潮も根強かった。

こうした状況の中では、親の方も最後まであきらめずに治療を望むのが当然だった。親にしてみれば、医師から絶対に助からないとつげられない限り、なんとかわが子を治してもらいたいと思う。

阪大病院時代のことで原が覚えているのは、白血病に侵された一歳の女の子だ。原は幼い女の子の体に鞭《むち》を打つように過酷な治療をつづけたものの、死が不可避なものとして面前に迫ってきた。治療をしてもしなくても、一、二カ月の命であることは明らかだった。

三十代の両親は抗がん剤が効かないとわかると、最終手段として兵庫医科大学病院へ行って骨髄移植を受けさせたいと言いだした。だが、女の子の年齢や病状を考えれば、手術を受けたところで快復の見込みはない。むしろ体力をムダに奪うだけだ。原は両親に思い切ってそれを伝えた。両親にしてみれば、すんなり受け入れられるはずがなかった。

「うちら、絶対にあきらめられません！　何としてでもこの子を救いたいんです。だから、移植手術をさせます！」

両親は女の子を兵庫医科大学病院へ移し、骨髄移植の手術を受けさせた。しかし、一カ月後に女の子はこの世を去った。

このように、重度のがんになった子供たちの多くは、息絶える直前まで体にメスを入れられ、抗がん剤を投与されるのが通例だった。原が担当した子供たちもそうだった。

原はこうした子供たちの話になると、天を仰ぐようにして語る。

「子供たちは大人を恨んで死んでいきました……。うちは黙って言うことを聞いてがんばったのに、なぜ死ななければならんのや、なんでこんなになるまで『治る』『がんばれ』って言ってだましたんやって眼差《まなざ》しで医者を見つめてくる。親に対してもそうです。

子供にしてみれば、そりゃそうですよね。あれだけ真実を隠されて、あれこれ規則でがんじがらめにされて、何年にもわたって苦しい思いをさせられたのに、病名さえつげられないまま助けてもらえない。恨むのは当たり前なんです。

あの子たちの恨みがましい目は今でも脳裏に焼きついています。一生離れないでしょう。僕としてはそれが悔しくて、今度こそ絶対にがんを治すと心に誓って治療に励むんですが、やっぱりどうやっても助けられない子が出てくる。二、三人のうち一人はそうなんです。

僕は医者っていうのはなんて孤独な仕事なんだろうと思っていました。これが医者の役割なんやろうか。ほんまに家族にとっていいことをしているんやろうか。ずっとそう自問自答していました」

病室で原に恨めしそうな目を向けたのは、死んでいく子供だけではなかった。医師を信じてついてきた両親やきょうだいも同じだった。

彼らは二十四時間付き添いを強いられ、夫婦仲が壊れても、親子関係が悪くなっても、貯金が底をついても、子供の命を救ってもらいたいという一心で治療に協力した。それなのに、子供は苦しむだけ苦しんで息を引き取る。遺体を抱きかかえて家に帰ったところで、日常にもどれるわけなどない。闘病に明け暮れたので、子供との楽しい記憶さえない。

家族の中には医師に怒りをぶつける者もいた。ある親はこう叫んだ。

「先生が、治してくれるんやなかったんですか！　なぜ死なせたんですか！」

原は返す言葉が見つからず、逃げるようにその場を離れることしかできなかった。

彼は言う。

「あの時代は、医者が遺族と連絡をとったり、会ったりということはありえませんでした。患者が亡くなった時点で、親は医者を『子供を殺した人間』という目で見てきましたし、医者の方も力不足で死なせてしまったという罪悪感でいっぱいでした。医者は敗北者なんです。だから、遺族に顔向けできず、関係を断ち切るというのが普通だったんです」

先述の安道照子はＮＰＯ法人エスビューローを立ち上げる際、原の協力を得ることになる。その時、後に離婚する夫からは「なんで息子を殺した医者と仲良くするんや！」と非難されたという。遺族にとって、医師は憎むべき相手だったのである。

新生児医療の葛藤《かっとう》

こうしたことは、新生児医療の現場でも起きていた。新生児とは、生後二十八日未満の子を指す言葉だ。

後に、原とともにTSURUMIこどもホスピスの設立にかかわることになる多田《たた》羅《ら》竜平《りょうへい》は、新生児医療の先端で同じような壁にぶつかっていた。

多田羅は一九七〇年に兵庫県宝塚市で生まれた。一度口を開くと機関銃のようにしゃべりはじめるパワフルさが特徴だが、何に対しても誠実で熱心な性格がひしひしとつたわってくる。若い頃はロックにはまってバンドを結成し、各地を転々としながらミュージシャンを目指した時期もあったそうだ。

高校卒業後は滋賀医科大学に進学。父親が阪大医学部で海外の公衆衛生学を専門とする研究者で、幼い頃にイギリスで一緒に暮らした経験があったことから、国際保健に携わりたいと考えるようになった。

大学卒業後、夏休みを利用して東南アジアに行ってみたものの、どうしても食生活に馴染《なじ》めずに挫折《ざせつ》した。専門医の道に進もうとすれば、研修医時代に心臓、脳、胃など何か一つの臓器に専門を決めるのが通例だが、多田羅はどれにも興味を抱けなかった。すると、小児科の上司からこう言われた。

「どこに行くか決めてないんなら、うちに来いや」

小児科ならば、子供全般を診るので特定の臓器を専門にする必要がない。そんな理由から、小児科へ進むことにした。

三年ほど京都民医連中央病院の小児科で勤務した後、三十歳の時に移ったのが、大阪府和泉《いずみ》市にある「母子保健総合医療センター（現・大阪母子医療センター）」だった。

母子保健総合医療センターは、新生児医療の世界では有名な病院だ。日本初のWHO協力センター認定を受けた母子医療の研究機関があり、未熟児の生存率は世界一といわれていた。世界的に有名な藤村正哲《まさのり》医師が部長だったことから、国内外から若く有能な医師が集まっていた。多田羅は、たまたまこの病院のNICU（新生児集中治療室）のポストが空いたのを知り、小児科医として腕を磨くつもりで転職した。

母子保健総合医療センターのNICUには、連日にわたって深刻な病気の赤ん坊が運び込まれてきた。日本では出産数が減少しているが、高齢出産、妊娠中の食事制限、不妊治療などの影響でハイリスク新生児の数は減っていないとされている。そうした新生児を最新の医学技術で救うのが、多田羅に課せられた役目だった。

多田羅が向き合った赤ん坊の病状は多岐にわたった。先天性の難病から、何百万人に一人という稀有《けう》な病気、あるいは一般には生存不可能とされるような超未熟児までいた。

毎日、多田羅は医学の叡知《えいち》を駆使して患者の治療に取り組んだが、その仕事は一種の矛盾をはらんでいた。通常であれば生きられないハイリスク新生児をなんとか助けたところで、数カ月の延命で終わったり、一生にわたる重度の障害が残ったりすることが少なくなかったのだ。

一例を挙げれば、新生児仮死といって、赤ん坊が胎内にいる間に胎盤がはがれるなどして十分な呼吸や循環ができず、生まれた時点で仮死状態になることがある。こうした子供は生まれてきても自発的な呼吸ができないので、人工呼吸器をつけるなどの処置を施さなくてはならない。だが、仮死状態が重篤《じゅうとく》なケースでは、十分な酸素が脳に回らないことで重度の障害が残り、子供によっては数カ月で死亡する。

親は数カ月であっても生き長らえてほしいと願うし、医師としてその希望に応《こた》えるのも一つだ。他方で、別の科の医師からは、「ＮＩＣＵは無駄な延命を生業とする『障害児の工場』だ」と揶揄《やゆ》されることもあった。

多田羅は自らの仕事に虚《むな》しさを感じるようになっていた。多田羅は早口で語る。

「あの頃の母子保健総合医療センターといえば世界一の病院で、それこそ五百グラムの超未熟児だろうと何だろうと、八、九割は助けますよという感じでした。僕も医者のはしくれとして治療に全力を尽くしていた。けど、超未熟児の十人に一人くらいは死んでました。僕らは子供全員を救おうと本気で考えて取り組んでいるんですが、やっぱり人間の力には限界があって、どれだけ手を施してもあかんということがある。親が障害の残った子供を前にして苦しんでいる光景も見てきました。ギリギリのところで救えたとしても、意識もないまま人工呼吸器をつけて一生寝たきりという状態になるでしょ。巷《ちまた》では、親が障害児を愛し育てる美談ばかりが広まっていますが、現実には絶望してしまう親や、途中から介護のストレスでつぶれてしまう親がいるんです」

忘れもしないのが、センターとは別の病院に勤務していた時に、虐待《ぎゃくたい》を受けて搬送されてきた障害児だ。親は障害児を育てる中で精神を病み、虐待をはじめた。多田羅がその子供を見た時、全身に煙草《たばこ》の火を押し付けられた痕《あと》が数え切れないほどあった。

「それでもＮＩＣＵに子供が運ばれてきたら、僕らは救命を最優先しなければなりません。それがＮＩＣＵという場所の役割なんです。それに従って、僕は僕なりに子供の治療をするんですが、やっぱり助けられなかったり、助けてもその後の育児に苦しむ親が出てきたりする。僕はそんな現実を目《ま》の当たりにしているうちに、自分が何をしたいのか、だんだんと答えが出せなくなっていったんです」

そんな多田羅の思いは、ある患者との出会いを通して決定的なものとなる。

この子は最重症型の「先天性表皮水疱症《ひょうひすいほう》」をわずらっていた。この病気は遺伝子異常によるもので、頭のてっぺんからつま先にいたるまで全身に無数の水疱ができる。それは体内にまで及び、鼻や口腔《こうこう》や生殖器など粘膜にも発生して激痛を引き起こす。服を着てベッドに横たわっているだけで、皮膚の水疱がつぶれて血がにじむ。痛みのあまり、ミルクを飲んだり、排泄したりするのはもちろん、呼吸もままならない。

悲惨なのは、この病気に対する根治的な治療法がない点だ。赤ん坊はひたすら痛みにもだえ苦しみながら衰弱していき、最終的には合併症などで死んでいく。

主治医となった多田羅の役割は、この子供に栄養剤を注入するなどして一日でも長く生かすことだった。皮膚の水疱がつぶれれば消毒し、点滴で栄養を摂取させ、感染症にかかれば抗生剤を投与する。助かる見込みがないのを承知の上で、泣き叫ぶ赤ん坊を一日また一日と延命していく。

多田羅は治療中に、これでええんか、と何度も自問自答した。だが、医師の仕事は治療だ。どれだけ延命できるかわからなかったが、赤ん坊に苦痛を与えるのを承知で治療をつづけるしかない。

やがて、赤ん坊は亡くなった。母親にとってこの子は二人目だったが、最初の子も同じ病気で失っていた。潜性遺伝（劣性遺伝）性の場合でも、四分の一の確率で遺伝するのだ。

赤ん坊の死後、母親は疲れ果てた様子で多田羅に言った。

「先生、この子は何のために生まれてきたのでしょうか。命を授かってからずっと苦しいことばかりで、何か一つでも生まれてよかったと思うことはあったんでしょうか」

多田羅は返す言葉が見つからなかった。

彼は振り返る。

「医者って死を一つの負けと数えてしまうんです。ＮＩＣＵで十人に一人が亡くなるのが現実だとしたら、九勝一敗みたいな感覚がある。だから、なんとかして十勝に近づけよう、あるいは一敗の悔しさで九勝しようと考える。僕も同じでした。

でも、先天性表皮水疱症の子の死を見届けた時に思ったのは、一敗の子にだって人生があるということでした。数カ月の短い命であっても、その子にとってかけがえのない人生なんです。本来はどう延命するかより、短くても充実した人生を送らせてあげることの方が重要ですよね。それを医者の理屈で一つの失敗として片づけてしまうのはまちがいなんじゃないだろうか。そう考えると、これまで自分が考えてきた医療ってなんやったんやろと疑問を抱くようになりました。

でも、だからといってどうするべきかという答えが出せたわけじゃありません。その後、別の病院に移ってからも、悶々《もんもん》とそれを考えていくわけです。自分はこれでいいのか。何か別にやらなければならないことがあるんじゃないかって。ふり返れば、医者として一番苦しい時期でした」

多田羅にしても、原にしても、ぶつかっていたのは、「死の不可避性」という壁だった。科学が進めば進むほど、延命の技術は高まるが、その分だけ子供の苦痛を長引かせることにもなる。小児医療の最前線に立つ医師たちの間に、少しずつ旧来の価値観に対する疑問が生じはじめていたのである。

快復という悲劇

小児の難病治療を考える際に、もう一つ忘れてはならないことがある。病気が治った子供たちのその後の人生だ。

闘病生活から生還できても、子供たちの心身には病気や治療による障害が残ることが少なくない。一般的には後遺症と呼ばれるが、小児医療の世界では「晩期《ばんき》合併症（晩期障害）」と名づけられ、その後の人生に大きな影響を及ぼすものとして深刻に捉えられている。彼らが時に「サバイバー」とまで呼ばれるのはそのためだ。

子供たちが抱える障害は肉体的なものと環境的なものとにわかれるが、まず前者から説明したい。

わかりやすい事例の一つが小児の脳腫瘍で、腫瘍が大きくなれば、脳内の正常な組織が破壊されるので、視覚や聴覚などに障害が現れたり、体の一部に麻痺が生じたりする。障害の現れ方は腫瘍が脳のどの部分を侵すかによって異なる。

外科手術によってがん細胞を取り除く際にも同じことが起こる場合がある。正常な脳組織が損傷すると、脳機能の一部が失われてしまうのだ。

また、身体に現れる障害でなくても、同じ理由から精神発達遅滞や高次《こうじ》脳機能障害といった精神障害が引き起こされることがある。記憶が定着しない、幻聴や幻覚が現れる、言語障害が生じる……。こうした症状があると、社会復帰しても日常生活を取りもどすのは難しい。

放射線治療や薬物療法が後遺症を引き起こすことも忘れてはならない。子供の未成熟な身体に大量の放射線を浴びせたり、抗がん剤を投与したりすれば、多くの正常な細胞が破壊される。

具体的にいえば、脳への放射線治療は子供の成長ホルモンの分泌《ぶんぴつ》を低下させることがあるので身長など身体の成長が妨げられる。また、脳の血管の狭窄《きょうさく》を引き起こすため、脳梗塞《のうこうそく》になる危険が高まる。

若者にとって深刻なのが生殖機能の障害だ。男子であれば精子の形成に障害が生じて無精子症になり、女子であれば排卵障害が起きて妊娠できなくなる。

加えて、環境的要因が子供に及ぼす影響も大きい。

すでに述べたように家族関係に亀裂が入るほか、教育環境も悪化する。子供たちが闘病によって学業の中断を強いられて進学をあきらめる、出席日数が足りずに留年や中退を余儀なくされるといったことが起こりうるのだ。

何年もの闘病の末になんとか快復しても、心身に障害が残り、学歴もなく、家庭が壊れれば、その後の人生は困難に満ちたものになる。

原は語る。

「難病の子供たちは治療を終えて社会にもどった後も、身体障害、病気のリスク、社会的孤立といった問題を背負って生きていかなければならなくなります。これらを複合的に背負えば、どれだけの困難が待ち受けているか想像に難くありません。

僕がその象徴のように感じるのが、難病から復帰した子供たちの自殺率の高さです。治療を受けている最中は生きることに必死なんですが、それが一段落して病院の外へ出た時に、自分を待ち受けている過酷な未来を見て絶望してしまう。正確な統計は出ていませんけど、僕の感覚で言えば健康な子供にくらべて十倍くらいは自殺率が高いと感じています。実際に僕が受けもった患者さんの中にも、将来を悲観して自ら命を絶ってしまった子供がいます」

その一人に、羽田大和《はたやまと》（仮名）という男の子がいる。父親へのインタビューをもとに、このケースを紹介したい。

大和は大阪府内で長男として生まれた。生まれたばかりの頃は元気にミルクを飲む子だったが、一歳半の時に急に元気がなくなった。三十七度くらいの微熱がつづいて、食欲がなくなったのだ。親が心配して近所の小児科につれて行ったところ、「風邪」と診断されただけだった。その後も体調不良はおさまらず、別の病院へ行っても脱水症状だと診断されるなど、なかなか要因が明らかにならなかった。

ある日、大阪府立病院（現・大阪急性期・総合医療センター）で精密検査を受けたところ、副腎（腎臓の上にある臓器）に小児がんの一つである神経芽腫《がしゅ》ができていることがわかった。大和は薬物療法や外科手術によって体調が落ち着き、三歳の時に退院が許された。

その後、大和は一年保育を経て念願の幼稚園に通いはじめたが、待っていたのは両親の離婚だった。闘病中に夫婦間で様々な行き違いがあり、溝が埋まらなかったのが原因だった。母親は大和を父親のもとに残し、妹だけをつれて家を出て行った。

小学校に上がった後も、大和は父親と暮らしながら定期的に通院して検査を受けた。年齢が上がるにつれて、大和が気にしたのが低身長だった。薬物療法によって成長が阻害されていたのだ。医師からはホルモン療法で成長ホルモンの分泌を促すことができると言われたが、がんの再発リスクがあるためしばらく様子を見ることになった。

大和へのホルモン療法が開始されたのは九歳からだった。これで人並みに身長が伸びると期待したが、さほど成果は得られず、最終的には百四十センチで止まった。これは小学四、五年生の男子の平均身長である。

十代の半ばになった大和は定時制の工業高校に進んだが、将来の目標を見出《みいだ》せなかった。そんな彼が抱いた夢がお笑い芸人になることだった。幼い頃からお笑いが好きだったし、低身長を逆に活《い》かせるのではないかという思いがあった。そして定時制高校に籍を置きながら、アルバイト代を注ぎ込んで松竹芸能タレントスクールに通いはじめた。

大和の芸人としての駆け出しはそれなりに順調だった。タレントスクールで出会った先輩の女性とコンビを組み、コンテストの決勝に残ったり、先輩のＤＶＤに少しだけ出演させてもらったりした。自主映画に出ないかという話もあった。少しずつ芸に自信が生まれた。

だが、十九歳の時に体に異変が現れる。最初は倦怠感からはじまって、だんだんと微熱や嘔吐《おうと》感などの症状が顕著になった。朝、目が覚めても昼過ぎまで体を起こすことができず、アルバイト中も疲労が激しく合間に横になっていないと最後まで立っていられない。

何かがおかしいと思って病院へ行ったところ、輸血が必要なほどの貧血だと診断された。原因究明のため、紹介された病院へ行って精密検査を受けた。医師からはこう言われた。

「骨髄《こつずい》異形成《けいせい》症候群です。血液のがんです」

骨髄異形成症候群とは正常な血液細胞が減少する病気で、大和は白血病に移行する高リスク群に該当すると診断された。

この病気を治癒《ちゆ》するには、同種造血幹細胞《どうしゅぞうけつかんさいぼう》移植を行うしかない。一般に「骨髄移植」と呼ばれるもので、人から造血幹細胞をもらって移植する。

ドナーはヒト白血球抗原（ＨＬＡ）が一致した人でなければならず、親子でも一致するのは稀《まれ》であり、きょうだい間でも二十五％ほどの確率しかない。父親は離婚した妻や娘に頭を下げて協力を頼んだ。検査を受けたところ、妹が一致することが判明した。

父親は語る。

「最初、大和は妹から造血幹細胞をもらうのをためらっていました。物心つくかどうかの年齢で離別しているので妹のことを『家族って感じはせえへん。親戚《しんせき》みたいな感じや』と言っていましたし、大学受験を控えていた彼女にドナーになってもらえば進学を妨げることになります。自分のためにそこまでさせるのは悪いと思っていたんでしょう、『受験なんだから俺のことはええわ』と言っていました。

しかし放置しておけば、大和は死んでしまいます。私も含めて周りが必死に説得して、ようやく手術を受けることを了承したんですが、手術後もずっと妹に申し訳ないという気持ちがあったみたいで、気の毒になるくらい彼女の将来を心配していました」

移植手術は無事に成功したが、大和の身体には骨髄移植による激しい拒絶反応が現れた。病院側はそれを抑えるための治療を行ったが、貧血や嘔吐などいくつもの副作用が襲いかかった。

顕著だったのが、外見の変化だ。顔がむくんで輪郭が変わるほどで、変色した皮膚には無数のブツブツが浮き上がった。人相が変わり、父親の目にも別人に映った。

病院から退院した後、大和は外見の変化によるショックや妹に迷惑をかけた罪悪感から、家でふさぎ込むようになった。白血病のリスクもあり、退院後も定期的に通院して検査を受けなければならなかった。お笑いの舞台に上がれる見通しもない中で、ネタを考える気力は薄れていった。

それでも漫画喫茶でアルバイトをしながら将来を再考したという。手にした新たな目標は、ＣＡＤ（コンピューター支援設計）のオペレーターだった。体の不自由な自分にもできると考え、本腰を入れて勉強をはじめた。

だが、間もなく、その目標さえも断念せざるをえなくなる。色覚特性があったことが発覚したのだ。かつて「色盲」と呼ばれていたもので、彼の場合はＣＡＤで図面を引くことができないほど色彩の見分けが困難だった。

父親の言葉である。

「大和は病気のせいでどれだけ挫折したんだろうと思います。がん治療、親の離婚、低身長などを乗り越えて芸人になる夢を抱いて歩きはじめたら、新たな病気でそれをつぶされてしまった。それでも再び這《は》い上がってＣＡＤのオペレーターという目標をつかんだ途端、今度は色覚特性が明らかになってハシゴを外されてしまう。幼い頃からこうしたことが何度もくり返されれば、将来に希望を抱けなくなるのは仕方がありません」

目標を失った大和は、家に引きこもって趣味のレザークラフトに没頭するようになった。革の財布をつくって名前を入れたり、革と糸を組み合わせたミサンガを編んだりしたのだ。黙々と手を動かすことで、将来の不安から目をそらそうとしていたのだろうか。だが、胸の絶望感は、どうしようもできないほどに膨れ上がっていた。

二十三歳になった年の、八月のお盆の最終日だった。この日、父親は朝から蟬《せみ》の鳴く声を聞きながら家でゆっくりしていた。そこに大和がふと現れて言った。

「なあ、髪を剃《そ》ってくれへんか」

昔から大和の散髪は父親の役目だった。父親は「ええよ」とバリカンを取り出して坊主頭《ぼうず》に刈った。父親は、暑かったのでさっぱりしたかったんだろうな、と思ったが、後になってみればこの時点で胸に秘めたものがあったのだろう。

その晩、大和は自室でほとんど飲めないはずのワインや酎《ちゅう》ハイを飲んだ。そして死に支度をするように室内に散らばっていた本や雑誌の片づけをし、パソコンを開いてお笑いのネタのデータを一つずつ削除していった。それはかつて抱いた夢を消していく作業だったのかもしれない。

大和は遺書の代わりに、パソコンに遺言を打ち込んだ。

――この家の家族として生まれてきてよかった。でも、これ以上、家族に負担をかけたくない。

そんな内容だった。

すべての整理を終えた後、大和は髭剃《ひげそ》りの電気コードを取り出して首に巻きつけ、命を絶った。

父親が遺体を発見したのは、翌朝の七時。すでに冷たくなって死後硬直がはじまっていたという。

父親は涙をこらえながら、大和の死について語った。

「僕はね、病気っていうのは治療が終わったらそれで終わりなんやとばかり思っていたんです。でも、ちがうんですよね。どうにかこうにかがんから生還しても、その後の人生を歩むにはまったく別の壁が待ち受けてる。大和はそれでどれだけつらい思いをしたことか。

僕が大和の心境をもうちょっとわかってあげられていれば、ちがったサポートができたのかもしれません。けど、医療や福祉はまだそういうことに目を向けていなかったし、僕もまったく教わらなかった。だから、大和は自殺に追い込まれてしまったんです」

「助からないなら治療をやめます」

一九九〇年代の半ば、阪大病院は大阪市福島区の堂島川沿いの土地から、吹田市に移転していた。大阪万博が開かれた万博記念公園に隣接した緑の多いニュータウンで、大学の敷地内には医学部の他、歯学部、薬学部、工学部などの校舎が建っている。

原は脂《あぶら》の乗った四十代の中堅医師となり、相変わらずがん患者に向き合う日々を送っていた。医局で出世できるかどうかは、医師としての腕だけでなく、学会での論文の評価も大きく影響する。原は治療の傍ら、寝る間も惜しんで研究や論文執筆に取り組み、学界からの評価も高かった。

キャリアを積み重ねていく一方で、原は従来の医学の価値観に対する違和感を膨らませていった。医学の進歩によって延命が可能になればなるほど、助けることのできない患者との向き合い方に悩むようになったのだ。

そうした中、原は一つの家族との出会いによって新しい発見をする。

その日、阪大病院の小児病棟に、かわいらしい三歳の男の子が母親に付き添われて入院してきた。病名は、横紋筋肉腫《おうもんきんにくしゅ》。横紋筋と呼ばれる筋肉にがん細胞ができて広がっていく病気だ。十五歳未満の子の生存率は、半分ほどしかない。

原は検査結果を見て非常に厳しいと判断したが、できる限りのことはしようと覚悟を決めた。最初に行ったのは、薬物療法だった。物心ついて間もない幼児にとって、抗がん剤の副作用は想像を絶するほどつらい。案にたがわず、男の子の体中の細胞は破壊され、次々に襲ってくる痛みや苦しみにあえぎ、泣きじゃくった。

「しんどいけど、もう少しだからがんばろうな」

原は抗がん剤が効くことを願ったが、まったくと言っていいほど成果は現れなかった。原はやむをえず次々と異なる抗がん剤を投与した。

それでもがんは消えるどころか、あちらこちらに転移していく。もはや手の打ちようがなかった。

原は両親にはそれを正直につげた上で、闘い抜く覚悟を決めてもらおうと考えた。ある日、両親を呼び出して言った。

「病状は思ったよりも悪化していて、なかなか厳しい状態です」

「助からないということですか」

「このままだと数カ月の命やと思います。新たな治療もしますが、効果があるかどうかはわかりません」

ほとんどの両親は、どうか最後まで死力を尽くしてくれと頼んでくる。原もそのつもりで、今後の対処法を示そうとしていた。

ところが、両親は少し考えてから意外な返事をした。

「正直に言ってくださって、ありがとうございます。そういうことなら、ここで治療をやめて、この子を家につれて帰ろうと思います」

「え？」

「助からないなら一緒にいてあげたいんです。私たちが家で看取ってあげることはできへんでしょうか」

原は耳を疑った。二十年近く医師をしてきて初めて聞く言葉だった。どの家族もわが子を助けるために最後まで治療してくれと訴えるのに、この両親だけはそれをせずに家で一緒にすごすという……。

「ほ、本当ですか。ご両親の希望であれば、検討はしてみますが」

「これが私たち家族の希望です。どうぞお願いいたします」

両親が覚悟を決めて自宅で看取ると言っている以上、医師が無理に引き留めるわけにはいかない。原は半信半疑のまま、退院させて経過を見る手はずを整えることにした。

病院を退院した後、両親は余命の限られた男の子を思い出づくりのために全国のレジャー施設へ家族で遊びに行った。限られた命ならば、病院に縛りつけておくより、楽しいことをたくさん体験させようとしたのだ。

まず近畿圏内のテーマパークや温泉に、さらに泊りがけで東京ディズニーランドへ行ったという。

原は外来診療でこの子を診ていたが、驚いたことに来院の度に表情が明るくなっていく。男の子も、先週はどこそこへ行って何々をした、今週は誰々とこれをするといった話を夢中でする。家族みんなが充実した時間をすごしているのがつたわってきた。

――こんな残された時間のつかい方があるんや。

原は家族の幸せそうな姿を見て感動を禁じえなかった。

余命宣告から三カ月、男の子の容態が急変した。最後は病院に入院してもらい、必要最低限の治療だけすることになった。両親はずっと傍らに寄り添った。一週間後、ついに男の子の心拍が停止した。両親は不思議と晴れ晴れとした表情でそれを受け入れた。

両親は原に言った。

「おかげさまで、私たちがしてあげたいと思うことはすべてできましたし、どこへ行ってもこの子は見たことがないほど楽しそうに笑っていました。一生の思い出になりました。短かったですが、息子も良い人生を送ることができたと思ってくれたはずです」

原はこの言葉に天地がひっくり返るほどのショックを受けた。

これまではがんと闘って一日でも長く生きさせることが医師の使命であり、家族にとっての幸せだと信じていた。だが、それとはまったく異なるところに、家族全員が心から幸せだったと感じられる生き方があったなんて。目の前に、輝くような眺望が開けたような感覚だった。

原の言葉である。

「あの当時の医者の考えでは、十人中七人を助けられても、三人を死なせてしまえば、敗北でした。僕らはその壁を越えるために必死になって勉強して治療をしてきたけど、勝率を十割にすることはできません。それが悔しくて、申し訳なくて、毎日がものすごく苦しかったんです。

でも、あの親子に出会った時、そうした考え方が吹き飛びました。十人中三人を救えなくても、その三人が残された時間を良いものにできれば、勝率を十割にできたのと同じことじゃないかと思ったんです。長いか短いかのちがいはあれど、誰の身にも死は訪れます。ならば、それに抗《あらが》うんじゃなく、どこかの段階で受け入れて短くても素晴らしかったと思える人生にすればいいんじゃないか。

医者なら、それを切り替えるタイミングがわかります。ここから先は治療を最低限に抑えて、残された時間を有意義につかうべきだと言える。それに対するサポートもできる。そう考えた時、医者としてできることが何倍も広がったように思えました」

小児医療の闇《やみ》の中で原が見出《みいだ》したのは、大きな光だった。だが、同じような考えをもつ医師は皆無に等しかったし、病院の体制も資源も、それを受け入れる余裕はまだなかった。

第二章　英国のヘレンハウス

小さな一歩

一九九六年、原純一は阪大病院をいったん離れ、医局から派遣される形で市立吹田市民病院の小児科部長の職に就くことになった。

市立吹田市民病院は二十以上の診療科目を備える総合病院だ。「市民とともに心ある医療を」という理念を掲げており、当時は吹田市片山町の閑静な住宅街にあった。地域密着型だったこともあって、阪大病院とは患者層がだいぶ異なった。阪大病院では経済的に余裕があり、重篤《じゅうとく》な子供が府内外から集まってくる傾向にある。一方、ここは地元の住民が大半で、病状も比較的軽い子が多かった。これまで毎日のように救えるかどうかの瀬戸際《せとぎわ》で闘ってきた原にとっては新鮮だった。

原は新しい環境になじむ努力をしながら、いずれ阪大病院に呼びもどされる時に備えて、勤務の合間を縫って国内外の小児医療の最新の動向を追っていた。

赴任から一年が経《た》ったある日、原はヨーロッパで起きていた一つの動きを知る。イギリスで、英国小児緩和ケア協会と英国小児科学会が世界初となる小児緩和ケアのガイドライン「小児緩和ケアサービスの発展に向けての指針」を出したのだ。イギリスの医療界全体が小児緩和ケアの定義を共有し、その実践に向けて足並みをそろえるという。

原は驚きだった。日本では未《いま》だに「緩和ケア」という言葉さえ広まっていないのに、イギリスでは小児医療にまで広がっているなんて。

思い起こされるのは、十年ほど前に、カナダのトロント小児病院の免疫《めんえき》学部門でフェローとして働いた二年間のことだ。当時のカナダではすでに現在の日本とは比較にならないほど子供の権利の保護が重視されていた。

カナダの病院の小児病棟では家族や親族による面会制限は一つもなく、特別な場合を除いては誰もが好きな時に会いに行くことができたし、薬の容器は子供の誤飲防止のためにワンプッシュしなければ開かない工夫がなされていた。

一般社会でも同じだった。両親が家に子供を置き去りにしただけで児童相談所や警察に通報され、車に子供を乗せる際はチャイルドシートの使用が義務づけられていた。

社会全体が子供を守ろうとしていたのだ。

おそらくイギリスだけでなく、今後欧米では終末期の子供の権利についてのガイドラインが作成されるだろう。そんなことを考えていた翌年、原をさらに驚かせる出来事が起こる。今度はＷＨＯ（世界保健機関）が「小児がん疼痛《とうつう》緩和のためのガイドライン」を発表したのである。

ガイドラインの中で小児緩和ケアは次のように定義されていた。

緩和ケアとは、身体、精神、スピリットへの積極的かつ全人的なケアであり、家族へのケアの提供も含まれる。それは、疾患が診断された時にはじまり、根治的な治療の有無にかかわらず、継続的に提供される。

医療従事者は子供の身体的、心理的、社会的な苦痛を適切に評価し、緩和しなければならない。効果的な緩和ケアとは、家族も含めて幅広い多職種的な対応と地域における社会資源の有効な活用を必要とする。必ずしも人材や社会資源が十分でなくても満足のいく緩和ケアを実践することは不可能なことではない。緩和ケアは、三次医療機関でも、地域の診療所でも、そして子供の自宅でも提供しうるものである。

一般的に「緩和ケア」といえば、死期が迫った患者の痛みを鎮痛剤等で緩和させて穏やかに死に向かわせることだと捉《とら》えられている。

だが、イギリスやWHOが定義する小児の緩和ケアでは、心理社会面やスピリチュアル面でのケアの重要性が説かれている。子供が闘病中であっても伸び伸びとしたいことをし、会いたい人に会える環境を整えることが謳《うた》われているのだ。

さらに、ガイドラインの中では、難病の子供の家族に対する支援にも言及されていた。両親以外の訪問介護者を入れる、公的支援によって経済的な負担を減らす、きょうだいの孤立を防ぐ……。こうしたことが、家族らを支え、難病の子供への支援にもつながるという。

これらの実現にあたって大事なのは、病院だけでなく、行政、企業、学校、地域などが横断的に協力体制を整えることだ。社会全体が難病の子供や家族の抱える問題を理解し、支援することが欠かせない。

原はこのガイドラインを見た時の思いを語る。

「九〇年代の半ばくらいから、ＳＩＯＰ（国際小児がん学会）でヨーロッパの医療者を中心にして、子供の難病治療は、医療の面からだけでなく、経済支援、家族支援、事後支援など総合的に行うべきだという研究論文や提言が相次いで出されるようになりました。イギリスの医療界やＷＨＯが小児緩和ケアのガイドラインを出したのは、そうした一連の流れによるものだと考えていいと思います。

こうした欧米の動きを知って僕の頭に浮かんだのが、阪大病院で出会った例の家族でした。余命宣告の後に、積極的な治療を止めて、ディズニーランドなどいろんなところに旅行へ出かけて思い出づくりをした親子。あれは親御さんが子供の残された時間をより良いものにしようとして、ＱＯＬ（クオリティー・オブ・ライフ：生活の質）の向上を目指した例でした。世界で提言されている小児緩和ケアとは、ああいう家族を支援し、増やしていくことじゃないかと思った。

だとしたら、僕たちが取り組むべき課題は明確です。日本に小児緩和ケアの考え方を植えつけ、医療者だけでなく、他分野からの理解を得ていかなければならない。何が何でも子供の病気を治そうという一辺倒ではなく、両親やきょうだいの支援をどうするのか、もし助からないのだとしたら残りの時間をどうつかうべきなのか。まずはそうした議論をはじめるところからスタートしようと思ったんです」

ＷＨＯが小児緩和ケアのガイドラインを出したことは、世界の小児医療の進むべき道を明示したと言っても過言ではない。原は、それを追い風にして日本の医療現場にも普及させていこうとした。

　とはいえ、欧米にくらべると、日本の小児医療を取り巻く環境は大幅に遅れていた。医療者が意識改革をする以前に、家族や親族が子供の命を救いたいという思いに駆られるあまり、不要な苦痛を押しつけている現実があったのだ。

　たとえば、阪大病院時代に、体調が一時的に安定したので、母親を呼んで子供の退院を勧めたことがあった。いったん家に帰って、家族ですごしながら経過を観察してみてはと提案したところ、母親の回答は意外なものだった。

「家に帰らされるのは困ります。子供は病院においてください」

　どうしてかと尋ねると、母親は言った。

「義理の母に子供が難病だと話していないんです。もし知られたら、難病にかかったのは私のせいだと言われるのが怖いんです」

　医学知識のない人の中には、孫が難病になったと聞くと、「嫁の遺伝子が悪かったからだ」と決めつけて責め立てる者がいる。近隣の住人たちから白い目で見られ、難病の子のきょうだいまで「同じ遺伝子が入っているから体が弱いにちがいない」と噂《うわさ》されることもある。この母親はそういう状況に陥るのを恐れ、義母にさえ子供の病気を隠していた。

日本にこうした現実がある以上、医療者だけが声を大にして緩和ケアの必要性を訴えたところで、なかなか社会が一つになって総合支援をするところまではいかない。保育園、学校、行政などあらゆるところへ理解を広めることが不可欠だ。

そこで原はＷＨＯのガイドラインをもとにして、難病の子供たちに接する機会のある人たちを集めて勉強会を開くことにした。ＷＨＯのガイドラインには「家族も含めて幅広い多職種的な対応と地域における社会資源の有効な活用を必要とする」とある。ならば、いろんな職種の人たちが一堂に会して意見交換できる場を設けてみよう。

一九九八年、原は阪大の講義室を借りて、「小児緩和ケアを考える多職種勉強会」をスタートさせた。月に一回のペースで、毎回異なったテーマで意見を出し合い、解決策を見出すのが目的だった。

呼びかけに集まったのは、医師や看護婦だけでなく、院内学級の教師、病気の子供を受け入れている保育園の保育士など総勢約五十名。中には阪大の人間科学部の学生も参加していた。この学部では、淀川《よどがわ》キリスト教病院で緩和ケアに取り組んでいた柏《かしわ》木哲夫《てつお》医師が教鞭《きょうべん》をとっており、緩和ケアに理解のある学生が多数在籍していた。

勉強会では、次のようなことがテーマとなった。

〈小児がんの子供の学校教育について〉

〈社会における心理的ケアについて〉

〈入院中の子供の遊びについて〉

闘病中の教育ひとつとっても立場によって考え方は様々だ。医師によっては勉強を強いて余計なストレスをかけさせたくないと考える人もいるし、教師の方は逆に他の子供と同じように勉強することが不安を取り除くと考える。

保育士の中には、勉強より遊びの方が大事だと考える人もいる。看護婦からすれば、治療の妨げになるのではないか、授業中の介助を誰が担当するのかということが気になる。

こうしたことを、異なる職種の人たちが集まって意見を交わすことによって、課題を見つけて意志統一を図ろうとした。

原は語る。

「勉強会のテーマは、海外の論文の中から探してきたり、病院での課題を取り上げたりしていました。職種によって考え方は異なっても、総合支援の必要性については全員が賛同していました。

ふり返ってみれば、日本では一九六〇年代に、聖路加《せいるか》国際病院の西村昂三《こうぞう》先生が先陣を切って『トータル・ケア』ということを言いはじめた。小児科の場合は、病気だけでなく、子供を取り巻く環境をいろんな面から支援しなければならない、と。でも、あの頃はそれを受け入れて、社会で取り組んでいくだけの度量が日本にはなく、深い議論がされてこなかった。

それが三十年以上経って、欧米で緩和ケアのガイドラインがつくられたことで、日本でも徐々にトータル・ケアへの意識が高まってきた。あの勉強会に集まっていたのは、そんなふうに考えて日本の小児科医療を変えていこうとしていた人たちでした」

日本の病院の大半が旧態依然の価値観にしがみつく中、阪大病院で開かれていた勉強会ではその壁を破ることの必要性を感じていた人たちが結集していたのである。彼らに共通するのは、目の前にいる病気の子供の人生を大切にしたいという純粋な思いだった。

この勉強会を立ち上げた翌年、原は市立吹田市民病院から再び阪大病院に呼びもどされることになる。講師への就任が決まったのだ。同時にそれは、医学部の権力争いに巻き込まれることを意味していた。

ホスピタル・プレイ・スペシャリスト

原が阪大病院にもどった一九九九年、一人の保育士が同病院でボランティアをはじめた。山地理恵《やまじりえ》、当時二十八歳である。

山地はもともと大阪市西成区にある公立の保育所で勤務していた。童顔で物腰が柔らかく、常に相手の気持ちを考えているやさしさがつたわってくる女性だ。幼い子供たちから「お姉さん先生」として親しまれる姿が容易に想像できる。

そんな彼女の運命を変える出来事が起きたのは、一九九五年だった。一月十七日の明け方に、阪神淡路大震災が兵庫県を中心に関西地方を襲ったのだ。これによって、一日で五千人以上の尊い命が奪われ、その後の関連死も含めて合計で六千四百三十四人が犠牲になった。

大震災が起きてからの数日間は、山地の想像を超えていた。メディアは立て続けに震災の惨状をつたえるのだが、交通の一部が停止しているので職場へ行くことさえできない。友人や知人に連絡をしようにも、電話がうまくつながらないので様子がわからない。悪いことは重なるもので、親しい友人の思いがけない訃報《ふほう》まで届いた。当たり前だと思っていた日常が、音を立てて崩れていった。

山地はじっとしていられず、ボランティアに出向いた。そこで支援を通して多くの笑顔に接しているうちに、不意の出来事によって日常を壊されてしまった人たちの手助けをすることに、やりがいを見出した。人に尽くすことで、逆に力をもらえるような気がしたのだ。

こういう活動を通して社会に貢献したい。胸にそんな思いが芽生えてきていたある日、手に取った新聞の特集記事に引き付けられた。

それは世界の小児医療のレポートで、医療以外の様々な職種の人たちが、難病の子供たちが抱える問題の解決に乗り出していることが記されていた。アメリカやスウェーデンといった医療福祉の先進国ではトータル・ケアの考えが進み、医師だけでなく、ソーシャルワーカーや保育士が病院に勤務し、患者や家族の支援を行っているという。

記事によれば、日本にも欧米の潮流に追随しようとする動きがあるらしく、その一つとして紹介されていたのがボランティアグループ「にこにこトマト」だ。同団体は親子支援を掲げ、ボランティアが病室に赴いて子供と遊んだり、親子の間に立って潤滑油になったりしていた。

山地の目に留まったのが、アメリカにある「チャイルド・ライフ・スペシャリスト」という資格だった。病院で難病の子供たちの生活支援をするには、専門的な知識や技術が必要になる。アメリカの大学ではその道のプロを養成するためのプログラムが設けられていて、資格を取れば病院の医療チームに加わり、病棟で遊びを通して子供たちに生きがいを与える、医師と患者のつなぎ役になる、家族支援にかかわるといった業務を任されるという。

山地は、これをやってみたい、と思った。難病の子供たちは、被災者と同じく突然日常を壊された人たちだ。これなら保育士の経験を活《い》かして彼らと深いところでかかわれる。

早速調べると、阪大病院の小児病棟で遊びのボランティアを募集していた。阪大病院は欧米の流れを受けて、医療者以外の人を呼び込んで子供たちの入院生活を改善しようと動きだしていたのだ。

山地は思い切って保育所を辞職し、デイサービスの事業所でアルバイトをしながら阪大病院の小児科病棟でボランティア活動をはじめた。初期のボランティアのメンバーは四人。活動内容は、週一回小児病棟へ行き、一歳から小学生くらいまでの子供たちとプレイルームで遊んだり、ベッドサイドで個別におしゃべりをしたりするというものだった。

阪大病院の封建的な空気に、山地は戸惑うこともしばしばだった。関係者によれば、医師や婦長の力が強く、遊びの内容、時間、対象者が事細かに決められていた。子供たちも親も一々彼らの顔色をうかがい、心おきなく好きに振舞える空気がなかったようだ。

山地は語る。

「阪大病院にとっても遊びのボランティアを招いて間もなかったので、やりとりがうまくいっていなかったところもあったのだと思います。それでいろんな規制がかかってしまっていました。私はボランティアという立場でしたので、指示を守りながら、じゃあ、この子には何ができるのだろう、と手探りで探していました。

これまで接してきた保育所の健康な子供たちは、未来が必ず待っているという前提で伸び伸びと生きています。一方、病棟の子供は狭い病室に閉じ込められてじっとしているだけ。日々の治療に耐えるので精一杯で将来の夢を抱くどころか、三日先のことさえ考えられない。成長の楽しみより、病気による後退の恐怖の方が大きい。

だからこそ、病院でボランティアがはじまると、子供たちは週に一回の遊びの時間を心待ちにしてくれました。みんないつ体調が悪くなるかわからないので、遊べる時に遊ぼうって感覚だったんです。今日遊ぶことができても、明日にはベッドから起き上がれなくなっていることもありますからね。

特に、未就学児は院内学級に行けないので楽しみにしてくれていた。おしゃべりをするだけでも、目をキラキラさせて夢中になってくれる。そんな子供たちを見ているうちに、私がやりたいのはこういう仕事なんだと確信しました」

阪大病院でボランティア体験をつみ重ねていく中で、山地はもっと専門的な勉強をしてみたいと考えるようになった。

彼女が見つけたのが、東京で定期的に開かれていた「ＮＰＨＣ（こどもの病院環境&プレイセラピーネットワーク）研究会」だった。原が阪大病院で「小児緩和ケアを考える多職種勉強会」をはじめたのと時を同じくして、東京を拠点とする小児医療の関係者もトータル・ケアに関する研究会を発足させていた。彼女は自費でそこに通いながら、難病について勉強した。

ＮＰＨＣ研究会では、欧米の小児科医療の制度、支援、病棟環境に照らし合わせて日本の小児科医療をどう改善するべきかが話し合われていた。欧米への視察や留学から帰ってきたばかりの人たちが、現場報告をすることもあった。日本の医療現場には何が足りないのか、それを取り入れるにはどうすればいいのか、法制度をいかに変えるべきか。議論は毎回刺激的だった。

阪大病院で二年間ボランティアをした後、山地はＮＰＨＣ研究会が行ったヨーロッパ視察に参加した。行先はイギリス、スウェーデン、オランダ、スイス。自分の目で世界最先端の取り組みを見てみたかった。

山地はここで大きな衝撃を受けた。

「日本とは何から何までちがうというのが第一印象でした。日本の病院ってどこも同じに見えますよね。白い壁に、無地の食器に、病室に整然と並べられたベッド……。でも、ヨーロッパでは病院ごとに景色がまったくちがうんです。ある病院は壁にアニメの絵が描いてあり、別の病院にはぬいぐるみがたくさん並べられている。カラフルな布団《ふとん》が用意されているところもあれば、食堂が設けられているところもある。病院訪問をするたびに『壁が真っ白じゃない！』『インテリアがすごい！』と驚いてばかりでした。子供に対するルールや遊び方も同様です。あの視察で、私は病院の概念を見事に覆《くつがえ》されました」

ヨーロッパから帰国後、山地は海外で勉強したいという気持ちを膨らませ、イギリス留学を真剣に考えはじめた。イギリスには、アメリカの「チャイルド・ライフ・スペシャリスト」と同類の資格として「ホスピタル・プレイ・スペシャリスト」があった。文字通り、病院における遊びのスペシャリストの資格だ。彼女はこの資格を取得し、専門家として小児医療にかかわろうと決める。

二〇〇一年、山地は日本での仕事に区切りをつけイギリスへ渡り、ボルトンコミュニティカレッジに入学した。ここにホスピタル・プレイ・スペシャリストの養成コースがあった。

留学中に山地が見たのは、イギリスの小児医療の現場にホスピタル・プレイ・スペシャリストが配置され、子供の苦痛を取り除いている光景だった。近い将来、日本の病院も同じようになるはずだ。山地は二年かけて、日本人としては二人目、医師以外では初めてこの資格を取った。

ホスピタル・プレイ・スペシャリストの仕事について、山地は説明する。

「重要な仕事の一つは、病院内の子供を取り巻く環境の改善です。病院には、医療者が治療という仕事をする場という意識があります。でも、何カ月もそこで生活をする子供にとっては、治療の場である以前に生活の場なんですよね。そうすると、病院のあり方が、子供の生活を大きく左右することになります。

ホスピタル・プレイ・スペシャリストは、そうした観点から病院を子供の生活の場としてより良いものにしていこうとします。子供が遊べるプレイルームを設けよう。病室で落ち着けるよう寝具やディスプレイを変えよう。季節の変化をわかるようにしよう。

医療者の仕事は治療なので、生活環境まで考えられない。だからこそ、ホスピタル・プレイ・スペシャリストが子供の側に立ってそういう提案をして、両者にとってより良い環境づくりをするのです」

このような病棟の環境改善の他に、もう一つ重要な役割がある。子供との触れ合いを通して、闘病中のストレスや不安を和らげることだ。

山地はつづける。

「ドクターやナースの考え方と、子供の感じ方には隔たりがあります。たとえば、ドクターやナースは注射をする時に『病気の治療に必要だから』と言って針を向けますよね。でも、子供たちからすれば、必要だと言われても嫌なものは嫌です。それを強引にやれば、どうしても摩擦が起こる。

そこで、私たちが間に入って、円滑にいくようにするんです。絵本をつかって注射が病気を治す仕組みを理解させた上で、注射の痛みを和らげるためにできることを一緒に考える。注射の最中に歌をうたうとか、人形を抱っこするだけで全然ちがうんです。それだけのことで子供は安心しますよね。

私がよくやるのは、病棟の探検ツアーです。MRI室や手術室に、『探検』と称して見学に行く。事前に目にして、用途を理解していれば、いざ治療がはじまってそこへ行くことになっても抵抗はなくなります。このように、子供に寄り添って治療が円滑に進むようにするのが、ホスピタル・プレイ・スペシャリストの役割なんです」

ホスピタル・プレイ・スペシャリストは、単なる子供の遊び相手ではない。闘病中の子供が抱える諸問題を、医師や看護婦とはまったくちがう立場で軽減する存在なのだ。

二〇〇三年、山地は留学を終えて二年ぶりに日本に帰国した。新しい居住地として選んだのは、住み慣れた大阪ではなく、愛知県大府《おおぶ》市だった。二〇〇一年に開院したばかりの「あいち小児保健医療総合センター」に就職したのである。

あいち小児保健医療総合センターは、名古屋駅から車で三十分ほどのところにある、病床数二百の小児の総合病院だ。ここは日本で初めてチャイルド・ライフ・スペシャリストの資格を取った藤井あけみが子供の目線に立った病棟デザインをしており、自分がやりたいことに合致していると期待した。

ただ、日本ではまだホスピタル・プレイ・スペシャリストの資格は知られておらず、その枠での雇用も行われていなかったため、山地は保育士として就職した。

あいち小児保健医療総合センターには五人の保育士がおり、それぞれ異なるキャリアをもっていた。山地はそんな先輩や同僚たちから組織的な保育運営を学び、遊びの本質を追究していく。病院も山地の試みを可能な範囲で認めてくれたし、普通の保育士以上の役割を望んだ。

二年間、山地は様々な取り組みをする中で、ホスピタル・プレイ・スペシャリストとしてさらに専門的な仕事をしたいという思いを膨らませた。イギリスで学んだことを日本で試したかった。

そんなある日、彼女は大阪の小児医療で有名な病院が保育士の募集を行っているという話を聞く。今度は大阪の大きな病院で自分を試そう。山地はその病院へ履歴書を送ったが、この時は阪大病院のボランティア時代に一緒だった原と再会することになるとは思ってもいなかった。

英国の緩和ケア

同じ頃、大阪から最先端の小児医療を学ぶべくイギリスに渡った人物がいた。医師の多田羅竜平である。

すでに述べたように、多田羅は大阪府立母子保健総合医療センターのNICUに勤務する小児科医だった。助けられない子供とどう向き合うべきかで悩んでいたが、NICUの一医師である以上はできることが限られていた。そこで三十二歳の時に、大阪府泉佐野市のりんくう総合医療センターに移った。

りんくう総合医療センターは、前の病院にくらべれば重度の患者の数は少なかったが、それでも現代の医学では助けられない子供も運び込まれてきた。中には介護に疲れ果てた親から、凄惨《せいさん》な虐待《ぎゃくたい》を受けた障害児の治療をしたこともあった。結局、病院が変わっても同じ壁にぶつかるのだ。

多田羅は当時をふり返る。

「母子センターやりんくう総合医療センターでは、小児科医にとって子供の死は『失敗』でした。不本意なことであり、反省すべきことだったんです。当初、私もそんなふうに考えていましたが、だんだんと死を失敗として片づけることに抵抗感を覚えるようになりました。その子の人生だって唯一無二《ゆいいつむに》の大切なものです。ならば、残された人生をより良いものにしてあげるのも必要なんやないかって。ただ、そのために何をすればええのかわかりませんでした」

そんな悩みの中で、多田羅はイギリスで行われている小児緩和ケアに関心を寄せる。多田羅の父親は公衆衛生を専門にしていた研究者であり、イギリスの医療制度についても詳しかった。その父親から、イギリスの小児医療には、難病の子供の残された時間を充実させる社会システムがあり、子供のためのホスピスがたくさん設置されているという話を聞いていたのだ。多田羅はそれがどんなものか一度見てみたくなった。

彼は気になると即座に行動に移さなければ気が済まないタイプだ。二〇〇五年の夏、多田羅は十日間の休みをもらってイギリスへ行った。目指したのは、世界で初めて開設された小児ホスピス「ヘレンハウス」だった。

ヘレンハウスは、一九八二年にイギリスのオックスフォードで産声《うぶごえ》を上げた。そこから遡《さかのぼ》ること四年、若いイギリス人夫婦の間にヘレンという二歳半の女の子がいた。生後しばらくは元気だったが、ある時体調を崩して病院で検査を受けたところ、脳腫《のうしゅ》瘍《よう》が見つかる。入院して脳の外科手術などを受けたものの、ヘレンは重度の心身障害で寝たきりになった。医師は言った。

「これ以上、快復の見込みはありません」

夫婦は絶望し、途方に暮れた。知人が見かねてある人物を紹介した。元看護師であり、教会でシスターをしていたフランシス・ドミニカだった。

夫婦は藁《わら》にもすがる思いでシスター・フランシスに連絡して現状を打ち明け、力になってほしいと頼んだ。シスター・フランシスは病院にやってきて夫婦に会い、悩みごとの相談に乗った。

半年にわたる入院が終わり、夫婦はヘレンを自宅につれ帰ることになった。医師から、「助からないのなら、家族で残り少ない時間を有意義にすごすべきだ」と在宅医療を勧められたのだ。

夫婦のヘレンに対する看護がはじまったが、それは想像以上に大変な作業だった。

ヘレンは寝たきりなので夫婦で手分けして対処しなければならないのだが、容態が安定しないので問題が頻発する。夫婦は心休まる時間がなく、かといって頼れる人もおらず、いら立ちをぶつけ合った。家庭はたちまち崩壊寸前に陥った。

そんなある日、シスター・フランシスが夫婦の状況を知って言った。

「もしご夫婦だけでの看護が大変なら、週末は私がヘレンを預かって面倒をみてあげるわよ」

シスター・フランシスは数日でも自分が預かれば、夫婦は楽になるはずだと思ったのだ。

夫婦は提案に甘え、週に二、三日預かってもらい、その間に家の用事を済ませ、新しく生まれた妹に向き合った。夫婦は心に余裕が生まれ、ヘレンやお互いのことを今まで以上に大事にできるようになった。壊れかけていた夫婦関係がもとにもどった。

シスター・フランシスはそんな夫婦の姿を見ているうちに、他の難病の子供をもつ家族も同じような困難に直面しているはずだと考えた。一九八〇年、シスターはヘレンの両親にこう打ち明ける。

「あなた方みたいに困っている親が他にいるなら、彼らを支援できる施設をつくりたい」

夫婦は自分たちの経験から全面的に賛同した。

シスター・フランシスは早速施設をつくるために動きだした。目指したのは、家族が心安らいで過ごせる家のような空間だった。こうして、二年以上かけて施設の設計や資金集めを行って「ヘレンハウス」が設立された。夫婦の娘ヘレンから名前をとった、世界初の小児ホスピスだった。

多田羅の目的は、ヘレンハウスを訪れ、ここで行われている、治療とはちがった患者への取り組みを視察することだった。多忙だったため、日本からメールを送っただけで、ほとんど調べずに訪問したところ、風呂《ふろ》もトイレもついていない宿に泊まらざるをえなかった。

シスター・フランシスはそんな日本人医師を不憫《ふびん》に思い、ヘレンハウスを利用する家族用の宿泊施設を紹介した。多田羅は行ってみて驚いた。

レンガの塀に囲まれたヘレンハウスは施設というより、大きな邸宅のような建物だった。敷地内には緑が生い茂り、きれいな庭が広がっている。宿泊施設には、高級ホテル顔負けの立派なリビングと広々とした寝室。これだけのものを難病の子供と家族のために用意できるとは。

シスター・フランシスは多田羅に言った。

「うちは家庭的な〝ホーム〟であることを理想としているんです。ここは死にゆく場ではなく、子供たちが自分の人生を生きるための場なのです。スタッフもそれを大切にしていて、子供に対して友として寄り添うことを心掛けています。子供を患者ではなく、一人の人間として尊重することが重要なのです」

多田羅はヘレンハウスを隅々まで案内してもらった。建物内には、工作室やゲームができるコンピューター室、映画を見られる視聴覚室などがそろっており、ボードゲームから食器まですべて子供の背の高さに合わせて置かれていた。料理もお菓子づくりも好きにできる。特大のお風呂は家族と入れるようにデザインされている。すべてが子供のために設計されていることに心が震えた。

常駐スタッフは看護師、保育士、それにプレイワーカーなど様々な専門の人がそろっていて、子供の体調に気を配りながら、やりたいことを何でもやらせてくれる。ゲーム好きな子から外遊びが好きな子、それに家族で団欒《だんらん》の時間を楽しみたい子まで、誰もが心おきなくすごせるのだ。

多田羅にとって意外だったのが、小児ホスピスなのに、医師が常駐していないことだった。病院にあるような治療設備や多くの薬が常備されているわけでもない。訊《き》いてみると、病院へのオンコール（急患対応要請）の設備はあるものの、普段は数日おきに医師が往診にやってくるだけだという。これにはヘレンハウスなりの意図があり、子供が子供として心から楽しめる空間にするために、意図的に医療と切り離しているのだという。

では、利用する子供はヘレンハウスをどう捉えているのか。次は実際の利用者が書いた文章である。

ヘレンハウスに着いたら、どの部屋にも入れます。今、私がいるのは「やなぎ」と名前のついた部屋です。そして、ドアを出ていくのも自由です。さらに、壁には可愛《かわい》い文字でハロー スーザンと書いてあります。

ヘレンハウスには8つの居室があり、トイレが2つ、そしてお風呂が2つあります。それに、ジャグジーも。背中にお湯が降り注ぐボタン、そして、上に泡が出るボタンの2つボタンがあります。

また、さまざまな何百という本が揃《そろ》う部屋もあります。

さらに、たくさんの物語や音楽のテープも。ビデオも揃えています。あなたのほしいものを用意することもできます。好きな歌や物語を見たり聞いたりするためのテレビやレコーダーもあります。

退屈した時には、縫い物をしたり、絵を描いたり、ゲームをしたりすることもできます。ベッドの上で朝食をとることができ、さらに、お茶の時間にチョコレートケーキを食べることだってできます。ビーズクッションもあります。

行きたければ、本当に行っていいのです。ホテルのようなものなのです。

（ジャクリーン・ウォースウィック著『ヘレンハウス物語』より）


この文章を読めば、子供の目にヘレンハウスがどのような場所として映っているのかがわかるだろう。

多田羅は語る。

「ヘレンハウスに来た印象は、こんな施設を実際につくれるんやという感動でしたね。日本では、難病の子は外へ出るのを控える傾向にあります。小児がんの子供は感染症予防のために人混みのあるところへ行くのをためらいますし、食事も生ものは食べません。重身《じゅうしん》（重症心身障害児）の子も同じです。人工呼吸器をつけている、定期的に痰《たん》の吸引をしなければならない、発作が常に起こる可能性があるといったことで、外出が難しい。

でも、ヘレンハウスみたいな施設があれば、こうした悩みから解放されますよね。

専門のスタッフに見守られ、子供は何の心配もなく思う存分遊ぶことができる。親も子供をスタッフに任せて心身を休められる。家族みんなが難病から解き放たれるんです。

当時の僕にとってそんな空間を病院と切り離したところにつくれるというのは衝撃でした。何より驚いたのは、一年で一五〇万ポンド（当時のレートで三億円）の運営費をすべて社会からの寄付でまかなっているということです。イギリスの社会の精神的な美しさに心を打たれました」

ヘレンハウスは、多職種のメンバーから構成された評議会によって運営されている。医療者以外にも、会計士、弁護士、教師、遺族がおり、広い視野から家族支援を目指しているのだ。

多田羅は興奮も冷めやらないまま、現地の人たちに小児ホスピスの意義を尋ねた。ある人からはこんなふうに問い返された。

「これが子供にとって本当の意味でのライフラインだろ。むしろ、なんで日本に同じものが存在しないのか？」

ヘレンハウスは、難病の子供が尊厳を保って生きていける「命綱」だ。それがないというのは、子供の人権を奪っているのに等しいと思われたのだろう。

イギリスでの十日間の視察を終え、多田羅は日本に帰国した。再び病院で患者の治療をする日々にもどったが、頭の中はイギリスのことでいっぱいだった。

多田羅は子供の尊厳を守ろうとするなら、小児の緩和ケアに取り組むべきではないかと考えはじめた。この頃の日本の小児医療には、緩和ケアを実践する施設も小児科医も皆無に等しかった。ならば自分が緩和ケアを学んで普及させれば、余命の限られた子供たちの人生を充実させる一助を担《にな》える。

こうしたことをヘレンハウスのスタッフに相談したところ、カーディフ大学の大学院には最も古い歴史をもつ緩和ケア認定医の育成コース（ディプロマコース）があり、そこに小児緩和ケアの選択コースがあると教えてくれた。海外からの受け入れも積極的に行っているという。

多田羅は、ここへの留学を決め、大阪府立母子保健総合医療センター時代の上司で、オックスフォード大学への留学経験がある藤村正哲に相談した。彼はすぐに理解を示し、大学宛《あ》てに推薦の手紙を書いてくれた。そして多田羅はヘレンハウスの視察から半年後の春に、イギリスへと渡った。

カーディフ大学での留学生活は中身が濃く、めまぐるしい勢いで進んでいった。ロンドンやリバプールの小児病院で働きつつ、大学院の通信教育を受けて課題をこなし、レポートを書いた。

日本では緩和ケアという言葉を聞くことさえほとんどなかったので、多田羅は教授や医師から学ぶことすべてが新鮮だった。完治を目指す治療から緩和ケアに切り替える時の患者への説明の仕方、終末期における鎮痛剤の使用法、在宅治療を望む患者へのケア……。毎日のように医療の概念が上書きされるような感覚だった。

多田羅は留学時代をこうふり返る。

「イギリスに来て感じたのは、緩和ケアをするドクターの技術の高さですね。医療設備や薬の種類が恵まれているのはもちろんですが、ドクター一人ひとりの経験が豊富なんです。これはイギリスの医療体制に理由があります。

日本では、ドクターは特定の病院で働いて経験をつみますが、小児病院で緩和ケアを専門にやろうとしても、難病で命を落とす子供の数はそんなに多くはありません。都市の大病院でも、年間数人といったところ。それでは、子供の緩和ケア技術を身につけようとしたら、一生かかったって足りません。

一方、イギリスでは緩和ケアをやりたいならまず成人の緩和ケアをしろと教えられます。亡《な》くなるのは成人の方が圧倒的に多いので、必要な経験をつむことができる。子供とは病気の種類や薬の量などちがいはありますが、いくらでも参考になる。これを可能にしているのは、イギリスのドクターへの研修制度がとても充実していることと、緩和ケアの専門医が複数の施設で働けるので多数の患者を診られる仕組みになっていることが挙げられます」

もう一つ目を留めておきたいのが、医療システムのちがいだ。

イギリスの医療は、税金によって支えられている国営システムである。病院経営は国の税金によって成り立っていて、国民は高い税金を払う代わりに一定レベルの医療を無料で平等に受けることが約束されている。小児がんの子供なら、全国に十七カ所ある専門病院に集約させられ、どこでもだいたい同じくらいの水準の医療が提供されるのだ。医師にしても大勢の子供が入院している小児病院に勤めているので、そのぶん症例数を経験できる。

一方、日本の医療は、社会保険によって支えられており、病院は治療をすればするほど点数に応じて高い報酬を得られる仕組みになっている。そのため多くの病院が難病治療を行うので、患者は分散し、一つの病院だけでは医師が技術を高められるほどの症例に当たれない。

緩和ケアは終末期の患者に痛み止めの薬を服用させれば、苦しみを取り除けるという簡単なものではない。薬はそれぞれ効果が異なるし、人によって効き目もちがう。

呼吸困難や痙攣《けいれん》にともなう苦痛を抑えることもあるし、ゆるやかに死を迎えるために栄養や水分の補給を調整することもある。こうした技術を習得するには、経験しかないのだ。

「さらにイギリスに来て感じたのが、在宅で亡くなる子供の数が多いことでした。現在、日本では自宅で死亡する小児がんの子供は一割から二割くらいです。残りは病院のベッドで亡くなっている。でも、イギリスでは小児進行がんの八割が家で家族に看《み》取《と》られながら息を引き取っているんです。

これができるのは、イギリスに自宅で子供を看護できる環境が十分に用意されているからです。自宅で家族が子供を看取るのは簡単じゃありません。最期《さいご》の一カ月くらいは痛みが激しくなり、せん妄が出てわけがわからんようになる。呼吸困難も起こる。それに対処するには、二十四時間体制の地域のケアシステムがあり、在宅ケアを行う医療者が高いスキルをもっていなければならない。イギリスはそれがあるから在宅での看取りが可能なんです」

イギリスをはじめとするヨーロッパの小児医療では、早いうちから在宅ケアへの切り替えが行われてきた。一九八八年に「病院のこどもヨーロッパ協会」が出した憲章には「病気の子供はどうしても入院が必要な場合を除いて家族とともに暮らせるよう配慮されるべきである」と記されている。そのため、イギリスでは政策的に子供の在宅ケアの充実に多くの予算が割かれ、各地域に小児専門の訪問看護チームが設置されて、難病の子供が地域で手厚く看護されている。

また、大病院の専門家と地域で働く医療者らが三百六十五日二十四時間いつでも連携できるシステムも整っている。小児がんなら小児がん専門の派遣看護師を育成し、その人が地域の医療者と協力して子供の在宅ケアを行うのだ。

こうしてみると、ヘレンハウスはイギリスの在宅医療のシステムに支えられて成り立っていることがわかるだろう。国、病院、地域との連携の中で、子供と親を守っているといえるのだ。

多田羅は言う。

「イギリス留学で実感したのは、総合的な取り組みの必要性です。治療、看護、緩和ケア、ホスピスがバラバラにあるんじゃなく、一つの方向に向かって病院での緩和ケア、在宅看護、ホスピスといったものを整備していかなければ、本当の意味で子供や家族を支えることなんかできません。日本にその意識が欠けているのは明らかでした」

カーディフ大学大学院での留学を終え、緩和ケア認定医の資格を取得した時、多田羅の目には日本の小児医療が目指すべき方向性がはっきりと見えていた。緩和ケアを日本の病院に導入して広めていくのと同時に、多角的な支援やホスピスの設立の必要性を訴えていかなければならない。

そんな思いを抱いて帰国を決めた多田羅に、一人の人物が声をかけてきた。イギリス留学にあたって推薦の手紙を書いて協力してくれた大阪府立母子保健総合医療センターの藤村正哲だ。同病院の総長に就任していた藤村は、緩和ケアの将来性に注目していた。

藤村は多田羅に言った。

「イギリスで緩和ケアの勉強をしてきたのなら、うちの病院にもどってきて働かないか。今度、うちの病院でも緩和ケアをきちんとやっていこうと思っているんだ。イギリスで学んできた成果をうちで出してもらいたい」

日本有数の小児医療の専門病院で緩和ケアを実践できるなんて願ってもない提案だ、と多田羅は留学で得た経験を活かすため、かつての職場にもどることを決める。

だが、そこに待っていたのは、日本の小児医療の高い壁だった。

誰が大学病院の権力を握るのか

時を前後して一九九九年、阪大病院にもどって講師に就任した原は、ＷＨＯが発表した小児緩和ケアガイドラインの実現を模索していた。

これまでおおよそ一年にわたって阪大の講義室で「小児緩和ケアを考える多職種勉強会」を定期開催してきたことで、今後目指していく形や課題が浮き彫りになりつつあったが、医療現場を本気で改革するなら、大学病院の構造そのものを変える必要がある。医師の治療に対する意識改革、面会時間や二十四時間付き添いなどのルールの改定、ホスピタル・プレイ・スペシャリストや医療ソーシャルワーカーの雇用など、目標の実現の前に立ちはだかる課題は多かった。

一部の医療者はこれを理解していたが、問題は日々の業務に追われ、新しいことに着手する余裕がない点だ。原が改革を唱えたところで、現場の人たちにしてみれば余計なことをして混乱を生じさせないでくれというのが本音だ。

原もその事情をわかっていたため、無理に物事を押し進めるより、少しずつ理解者を増やそうと考えていた。だが、その間にも、目の前で難病の子供が一人またひとりと全身にチューブをつけられ、薬や栄養を流し込まれ、恨むような目をしながら命を落としていく。

二〇〇〇年の三月、原はある遺族から思いを直接投げかけられることになる。

その日は、京都で日本小児がん学会（現・日本小児血液・がん学会）の学会が開かれており、原は大学病院の同僚らと参加していた。最新の研究報告を聞き、久しぶりに会う他病院の医師たちと意見を交わした。学会が終わって懇親会へ向かおうとした時、一人の女性が原に声をかけてきた。

「原先生！　原先生じゃないですか？」

立っていたのは、安道照子だった。先述した、白血病の息子を阪大病院に入院させ、闘病の甲斐《かい》なく失った母親だ。この学会では、一般の患者向けの企画も開催されていて、安道は知人と参加していたのだ。

「安道さんですか。久しぶりですね。お元気にしてはりましたか？」

原は笑顔をつくったが、胸中にはうしろめたさがあった。遺族からすれば、自分は子供に過酷な治療を課した末に死なせてしまった実力不足の医師であり、恨まれていても不思議ではない。

安道は言った。

「先生、病院のことでちょっとだけ話がしたいんです。時間をもらえませんか」

「わかりました。ここで話すのも何なので、近くのお店へでも行きましょう」

カフェのテーブルについた安道が語りだしたのは、息子を阪大病院に入院させていた時に感じた不満や問題点だった。阪大病院では看護婦の力が強くて患者家族にも有無を言わさぬ空気があったこと、大学病院ゆえに研修医の数が多く医療ミスが多発していること、患者家族が今の終末期医療に対して不満をもっていること、子供の死亡後も両親やきょうだいが心理的な負担を抱えていること……。

安道は学会へ出るなどして自分で勉強を重ねた。その結果、日本の小児医療を取り巻く諸問題が、患者や家族に負担をかけることになっていると考え、それに耳を傾けてくれる相手を探していたのだ。

現実を突きつけられた原は、安道の話を聞いてぐうの音もでなかった。原はつぶやいた。

「そうですか。そんなことがあったんですか……」

安道は言った。

「阪大病院は変わらなあかんのとちがいますか。正直言って、患者の家族は不信感をもっています。もちろん、素人《しろうと》なので勘違いみたいなものもあるでしょう。でも、患者が率直な意見をつたえられる場をつくって、先生方もそれに耳を傾けていかないと、現状は変わりません。解決策の一つとして、たとえば親の会みたいなものがあってもええと思いませんか」

「親の会、ですか」

「そうです。阪大病院に患者の親が集まれる会をつくれば、一つにまとまって看護婦さんに本音でものが言えますし、悩みを相談できる場も設けられます。それは絶対に病院にとってもええことだと思います」

原は思った。大学病院を医療関係者が内部から改革するのは困難でも、外から家族が声を上げてくれれば物事が動きだすかもしれない。

「親の会はええですね。安道さんが立ち上げるなら、私もできるだけ協力します」

これをきっかけに、安道は病棟で知り合った仲間とともに、兵庫県芦屋《あしや》市のクリニックを拠点にした「エスビューロー」という団体を立ち上げた。目的は、医師、看護婦、患者、家族が一つのネットワークを構築して相互理解や環境改善をしていくこと。エスビューローは機関誌「クライス（独語で『輪』の意味）」を創刊した。それによって病気や治療法の解説だけでなく、患者や親の体験記、保育士やボランティアの声をつたえ、積極的に交流会なども行った。

創刊号に、原は「よりよき医療を実現するために」と題して文章を寄稿している。次はその一部である。

昨今、小児がん（白血病も含めて）の治癒《ちゆ》率が向上し、現在アメリカでは20—29歳の1000人にひとりは小児がんの生存者といわれています（日本のデータはありませんがおそらくあまり変わらないものと思われます）。それに伴い、身体面のみならず、治療中の心理面でのケアやその後のアフターケアがますます重要となってきました。また、同時に患者さんのご両親や兄弟への精神的サポートや、残念ながらお子さんを亡くされたご家族へのサポートも大きな問題です。これらの膨大な、しかし大切な課題が阪大病院で十分行われているかといわれると残念ながら決してそうではありません。このようなことを十分行っていくためには医師、看護婦のほかに、心理士、ケースワーカーなどの、医療者と患者さん達、または学校を含む社会と患者さん達との橋渡しや調整をする人達が必要です。しかし、日本の医療の貧困の現れでもありますが、このような職種の人達がいる病院は日本ではほとんどありません。阪大病院も例外ではなくそのような職種は存在しません。

原はこれが阪大病院の関係者や患者に配られるのを承知で、病院の改革の必要性を訴えたのである。原なりの挑戦状ともいえた。

とはいえ、原も安道も決して阪大病院と正面からぶつかり合うつもりはなかった。あくまで機関誌などを通して医療者と家族がコミュニケーションをつみ重ね、建設的に将来について議論していくつもりだった。

逆に安道自身も、原の主催する「小児緩和ケアを考える多職種勉強会」に加わった。彼女によれば、この当時は「サイコオンコロジー勉強会」と呼ばれていた。サイコオンコロジーを日本語に訳せば、「精神腫瘍学」となる。病気が患者や家族など周囲に与える精神的影響や社会問題を明らかにして必要なサポートを考える学問で、一九八〇年代に確立した。

安道はふり返る。

「原先生は阪大病院の中では雲の上の存在みたいな人だったんです。その人が私たち患者のところまで下りてきて、ちゃんと向かい合って病院を良くしていこうと考えてくれたのは大きかったです。サイコオンコロジー勉強会には、医療関係者だけでなく、虐待をご専門にしている西澤哲《にしざわさとる》先生なども参加されていました。母親が難病の子の看病で精神的に追いつめられたりするケースがあるので、そういう方面でも議論が行われた。

病院の中だけで物事を変えるのは非常に難しいことです。でも、勉強会を通して他分野の人たちに考えてもらい、いろんなところで活発な意見交換ができれば、私たちの声もより広がっていくはずだと思っていました。それをつづけていれば、必ず病院を変えられるという気持ちはありましたね」

原の周りに集まっていた人々の間には、物事が前に進んでいる感覚が確かにあった。

二〇〇一年、そんな原の運命を大きく変える出来事が起こる。阪大医学部の小児科学教室（現・大阪大学大学院医学系研究科情報統合医学小児科学講座）の教授の退官にともなって、新しい教授の席を争う教授選が開かれることになったのである。

大学病院の医局には教授を頂点とした権力のピラミッドがあり、医員、助手（助教）、講師、助教授（准《じゅん》教授）とステップアップしていくシステムになっている。教授は各教室（講座）に一人であり、同大学医学部の五十人以上いる教授会での投票によって決定される。一度就任すれば原則として定年退職まで身分が保障されるため、選挙次第で小児科の方向性が決まる。

教授選の公募と同時に、小児科学教室に属する多くの医師が立候補した。小児科には、原のようにがんを専門にする医師もいれば、感染症やアレルギー、呼吸器を専門にする医師もいる。複数の研究グループがあるので、そのリーダー的な立場の医師が周りから推されるようにして立候補をするのだ。もしリーダーが教授に就任すれば、そのグループは小児科の中で大きな力をつかむことになる。原も自らのグループ（血液腫瘍グループ）のメンバーから押し上げられる形で名乗り出た。

書類選考によってふるいにかけられ、三名の医師が最終選考に残った。その中には原の名前もあった。三人で一つの教授の椅子《いす》を奪い合って落選すれば、将来の教授の目はなくなる。場合によっては、大学を去らねばならない。

原はすでに小児がんの世界では誰もが知るような存在になっていたし、グループの垣根を越えて当選を期待する声が高まっていた。順当にいけば、原が当選すると公言する者もいた。

エスビューローの安道は、原が教授選の最終選考に残ったと聞いて、当選を強く願った一人だった。原が教授になれば、小児科病棟の旧態依然の体制を変え、これまで議論してきたことを実現してくれるだろう。そうなれば、エスビューローとしてもこれまで以上に阪大病院に食い込んでいける。

安道は当選を願って言った。

「先生、協力できることがあれば何でもしますね！」

原は飄々《ひょうひょう》として、後は運ですわ、と答えた。

教授選が行われた日の夕方、安道は娘と一緒に食事をしていた。関係者からは、原と基礎研究をしている医師の一騎打ちになるだろうと聞いていたが、年齢も大学に籍を置いていた期間も原の方が上回っていたため、原が有利だと考えていた。

安道の電話が鳴ったのは、食事が終わろうとする時だった。原からだった。電話に出ると、原の声が聞こえてきた。

「教授選終わりました。あきませんでした。落選です」

当選したのは、基礎研究が専門の医師の方だった。

教授選で当選するには、他の教授からの覚えがめでたいかどうかも影響するといわれている。原が落選したのは、医師としての実績というより、政治的な手腕に欠けていたためかもしれない。いずれにせよ、安道は、基礎研究専門の医師が教授に就任したら、臨床現場の改革は暗礁《あんしょう》に乗り上げてしまうかもしれないと思った。

「これからどうするんですか」

「しばらくの間は大学病院に残りますけど、将来のことはこれからゆっくり検討します」

原は、自分の進退の他にも、自らが率いていた研究グループのメンバーの将来についても考えなければならなかった。

「そうですか……。これからも応援してますからね」

安道はそう励ますことしかできなかった。

四年後、原は長年勤めてきた阪大病院を退職した。教授選の後、助教授に就任したものの、教授になる望みが絶たれた中でできることには限界があり、後輩の立場も考えて、潔《いさぎよ》く職を辞すことにしたのである。

新しい職場は、大阪市立総合医療センターだった。後に原は転職の理由を「給料がアップするから」とおどけて語ったが、むろん本音ではないだろう。改革できないまま、愛着のあった大学病院を去ることは不本意だったはずだ。

だが、原は運に見放されたわけではなかった。阪大病院というしがらみから離れ、新しい病院で部長として一から仕事の見直しを任されたことで、いよいよ目指すところに向かって走りはじめるのである。

第三章　大阪市中央公会堂

大阪市立総合医療センター

大阪市都島《みやこじま》区の東西を貫くように幹線道路「都島通」が通っている。梅田へ直結していることもあって、この通り沿いにはオフィスビルやレストランや銀行などが並んでいて、昼夜を問わず自動車の往来が激しい。

大阪市立総合医療センターは、都島駅から徒歩三分の通り沿いに立っている。一九九三年に五つの市民病院を再編してつくられた千以上の病床をもつ総合病院だ。二十四の診療科があり、小児科から成人の緩和ケア、それに救命救急センターまで備えている。

阪大病院を辞した原純一が、この病院に移ってきたのは二〇〇五年春だった。

きっかけは当時の病院長と小児科部長から声をかけられたことだった。市総合医療センターは、大阪市立城北市民病院などのほか大阪市立母子センターや大阪市立小児保健センターといった小児科専門の病院が前身になっていたため、設立当初から小児科医療には定評があり、多くの難病の子供を受け入れていた。

病院はこうした中で小児がんの治療体制を向上させるべく、阪大病院にいた原に白羽の矢を立てた。市総合医療センターに来てくれれば、小児医療センターに小児血液腫瘍《しゅよう》科を創設し、原を責任者にするとつたえたのだ。

原にすれば、教授の目もなくなり新しい環境に身を置くのにやぶさかではなかった。ゆくゆくは阪大病院の血液腫瘍グループのメンバーも呼べる。転職を決意した。

四月に市総合医療センターの小児血液腫瘍科の部長に着任してすぐ、原は小児病棟を見て回った。小児科のレベルは評判通り高かったが、規則などが患者の目線になっていないのが気になった。

たとえば、面会時間は十五時から十九時までの四時間であり、訪問者は両親のみと決められていた。市総合医療センターの患者の親は、大学病院にくらべると共働きが多いので、時間に合わせるのは容易ではない。親によっては面会のために仕事を休むか、辞めるかしなければならないだろう。

子供たちの入院の期間も平均四十日間で、先進的な病院とくらべて長かった。病院からすれば、病室に留めておいた方が感染症対策などの健康管理がしやすいし、緊急時の対応に困らない。だが、子供たちにしてみれば、帰宅できる時に帰宅したいのが本音だ。

　さらに、入院生活にも細かな規則がたくさんあった。象徴的なのは、食事の時間が厳格に定められていたことだ。子供の中には食欲がわかなかったり、体力がなくて眠っていたりする子もいる。そうしたことは考慮されず、定められた時間が経過したら、食事が片づけられてしまう。

　これらは前身の病院から引き継がれた取り決めだったが、トータル・ケアの理想的なあり方を考えてきた原にとっては、時代錯誤の悪《あ》しき習慣のように思えてならなかった。病院はもっと子供の目線に立って、規則を取り決めるべきだ。彼は病院のルール改革に着手した。

　原は語る。

「市総合は、前身の病院が古かったこともあって、時代にそぐわないルールまで継承されてしまっていたんです。ここへ来た当初の僕の役割の一つは、それを今の時代に合わせて変えることでした。

　それで面会時間を保護者は二十四時間可能にしたり、食事の時間制限を緩めたりしたんです。入院期間に関しては、自宅が一時間圏内にあるのを条件にして、四分の一にある十日ぐらいまでに減らしました。一時間圏内と決めたのは、自宅で病状が急変した時に緊急入院できるようにするためで、その仕組みもつくりました。すべては、子供や親の負担を減らすのが目的です。難病の治療は長くかかるので、長いスパンで支援をするという観点から病院の体制整備が欠かせないのです」

原は病院に勤務する一人ひとりの役割を大きくすることも忘れなかった。三年ほど前に、看護婦は看護師という名称に変わり、これまで制限されていた静脈注射も認められるようになっていた。それを受けて、看護師を積極的に治療にかかわらせることで責任を与えた。

また、病院に導入されはじめた医療ソーシャルワーカーや、ボランティアの人たちが働きやすい環境づくりにも力を入れた。病院にありがちなトップダウン式の指示ではなく、それぞれに権限を与えて、現場の目線で患者や家族に接することができるようにしたのだ。

こうした改革の中で、小児病棟では保育士の増員が行われた。これまでは四病棟に対してアルバイトを一人雇っていただけだったが、子供たちへのケアを厚くするために一病棟に一人、合計四人の保育士を雇用するようにしたのである。

その募集を知って市総合医療センターにやってきたのが、かつてイギリスでホスピタル・プレイ・スペシャリストの資格を取った後、あいち小児保健医療総合センターで働いていた山地理恵だ。

山地はまずアルバイトとして雇われ、病棟の一つを任された。病院を訪れてすぐに医療レベルの高さはわかったが、子供たちの心にまで支援が行き渡っていない気がした。象徴的なのが、遊び場であるプレイルームだった。

プレイルームは病棟の一角に殺伐とした部屋があり、ソファーの脇《わき》にわずかばかりの本と遊具があるだけだった。テーブルや椅子《いす》は見当たらず、子供たちが利用している雰囲気もほとんど感じられない。尋ねたところ、テーブルがないのは「転んだ時にぶつかると危ないから」と説明された。

——プレイルームは入院中の子供にとって数少ない遊び場だ。もっと子供たちが来て、楽しめるような場所にしなければ。

山地はプレイルームの改善をはじめた。オモチャや絵本をそろえたかったが、病院から割り当てられた予算では十分ではなかった。そこで月に二回やってくるボランティアたちと協力して、知人や患者家族から使用しなくなったオモチャを譲り受けたり、読まなくなった絵本をもらいに行ったりした。

集めたオモチャや絵本は、新たに用意した棚にきれいに陳列した。子供はプレイルームを一目見て、そこが楽しい場所かどうかを直感的に判断するものだ。だからこそ、彼らの目線に立って、ここで遊んでみたいと思わせる空間づくりを心掛けなければならない。

山地が熱心に取り組んだのが、季節ごとに変える壁面装飾だ。長く病棟に入院している子供たちは院内の光景ばかり見ていて外の息吹《いぶき》を感じられない。そこで子供たちにクリスマスや正月に合わせて折り紙をつくったり、絵を描いてもらったりして、それらを壁に飾った。

こうすることでプレイルーム全体が季節を感じさせる華やかな装飾に彩《いろど》られた。子供たちにしても、自分の作品が飾られていれば何度も行きたくなるし、自分がつくったのだと胸を張って自慢することができる。こうしてプレイルームは命を吹き込まれたように子供たちの居場所となっていった（写真はそのうちの一カ所の「わくわくルーム」）。

山地は語る。

「現在は年に三回二万円ずつ、年六万円の予算がついていますが、最初はもっと限られていました。なので他所《よそ》から譲り受けるだけでなく、自分のお給料でボードゲーム

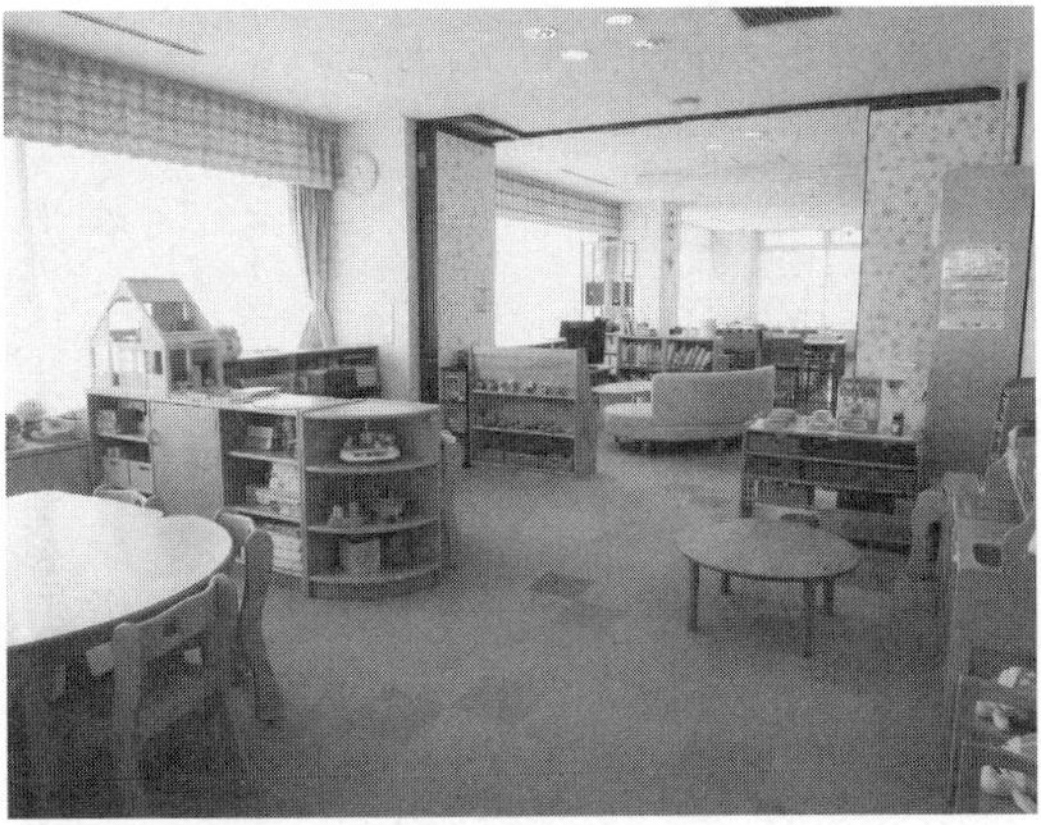

やカードゲームなどを買っていました。このうち、『こぶたのレインボーレース』や『虹《にじ》色のへび』といったゲームはあいち小児保健医療総合センター時代に知ったものです。

オモチャと言っても、病棟に置けるものにはいろんな制限があります。松ぼっくりやどんぐりなど自然のものは感染症の恐れがあるので使用禁止です。ホコリが出るようなものも同じ理由で気をつけなければなりません。こうしたことはイギリスでも学びましたが、日本とは常識やルールが少しずつちがうので、時にはドクターやナースに相談して確かめることもありました」

山地が保育士として雇用されていたのは、医療制度の中でホスピタル・プレイ・スペシャリストとしての雇用枠がなかったためだが、市総合医療センターではその役割を積極的に果たした。遊び一つとっても、単なる暇つぶしではなく、医療と結びつけるようにした。

たとえば、子供たちは手術予定日が近づくと、緊張で精神が不安定になり、周囲に感情をぶつけたり、ひきこもったりすることがある。山地はそんな変化に気がつくと、アイロンビーズをやろうともちかける。

アイロンビーズとは、様々な色のビーズをピンセットでつまみ、専用のプレートに一個ずつ並べて絵をつくる遊びで、材料は簡単に入手できる。好きなアニメのキャラクターでもいいし、飛行機や似顔絵でもいい。できたものに上からアイロンを押し当てればビーズ同士がくっついてドット絵の作品が完成する。

手術前にこれを勧めるのは、物づくりに意識を向けて不安を薄めるためだ。完成した作品を手術の「お守り」としてもたせることもできる。イギリスで手術前の遊びとして教わったのがヒントになっていた。

山地は言う。

「病院の中では、子供は『良い患者』であることを求められます。痛みに耐えて、素直に治療を受け、文句ひとつ言わないで眠ったり食事したりするのが良しとされる。これは子供にとってものすごいストレスなんです。

病院に遊びを取り入れるのは、子供を本来の子供にもどすことです。プレイルームが充実して、保育士といる時間が増えれば、病棟の子供たちは子供としての時間を取り戻せる。それは、親子の距離、ドクターやナースとの距離を縮めることにもなる。私としては保育士とホスピタル・プレイ・スペシャリストの両方が病棟にいるのがいいと思っています。両者は遊ぶという点では同じですが、保育士は病室やプレイルームで接して子供たちに日常的な安心を与え、ホスピタル・プレイ・スペシャリストは医療に積極的に介入していくのが役割です。両方がそろって初めて、病院の中で遊びを通して子供を支えるということができると考えています」

市総合医療センターの小児病棟には、山地が植えた遊びという名の花が、少しずつ咲きはじめていた。

緩和ケアの導入

市総合医療センターの小児病棟では、原が目指した改革が成果を出しはじめ、院内の様々なことが患者を中心に回るようになっていた。原が次に注力したのが、緩和ケアだった。

市総合医療センターに赴任した翌年、医療界では一つの重大な出来事が起きていた。

「がん対策基本法」の成立である。

これまで日本では各病院が個別にがん治療を行っていたため、病院によって技術や治療体制に大きな差が出ていた。現場の医療者はその弊害を認識していたが、病院の利害関係などもあって整備は進んでいなかった。

ところが、二〇〇六年に、一人の国会議員によって停滞していた状況が打破されることになる。参議院議員の山本孝史《たかし》である。

山本は五歳の時に兄を交通事故で亡《な》くしたことから、大学卒業後は財団法人交通遺児育英会に就職。政治家になってからは、薬害エイズ問題や自殺対策の分野などで活躍し、医療や福祉の制度改革で実績を上げた。

二〇〇五年、参議院財政金融委員長を務めていた山本は、検診で重度の胸腺《きょうせん》がんが発覚した。担当医からは、治療が難しい状態にあると宣告された。山本は残りの人生を国内のがん治療の制度改革に捧《ささ》げようと決意する。

彼は翌年に財政金融委員長の職を辞して、停滞していたがん対策基本法の成立に向けて動きだす。自らの病名を公表し、医療界の利権に流されて煮え切らない議論をつづける議員や官僚たちに対してこう訴えたのだ。

「命を守るのが政治家の仕事だ！」

がんを公表した政治家に必死の形相で迫られれば、誰もが動かずにいられない。これをきっかけに議論に拍車がかかり、同年度中にがん対策基本法が成立した。がん対策基本法ができた翌年、それに基づいて「がん対策推進基本計画」がつくられた。そこには専門医の育成からがんの予防や検査の推進、さらには各地域に定められたがん診療連携拠点病院で高度な医療が受けられる体制の整備などが盛り込まれていた。

基本計画の柱の一つが、拠点病院における緩和ケアチームの設置だった。拠点病院は、末期がん患者のＱＯＬを高めるために緩和ケアチームを用意しなければならないという要件が設けられたのだ。

市総合医療センターは、成人向けのがん診療連携拠点病院に指定されたことから、早急に緩和ケアチームを高いレベルに上げる必要があった。だが、日本には緩和ケアの専門知識をもつ医師は多くない。原は適任者を探していた。

そんなある日、市総合医療センターは多田羅竜平を勉強会の講師として招いた。少し前に岡山で行われた日本緩和医療学会で多田羅の講演を耳にし、原の部下の医師が声をかけたのだ。

多田羅は病院の業務が終わった後、市総合医療センターへ出向いて、医師たちを前にイギリスで学んだ最新の小児緩和ケアから今後の日本に必要なことまでを独特の早口で語った。

これがきっかけとなり、多田羅は市総合医療センターの勉強会に参加するようになる。そこで知り合った医師たちから院内の取り組みを聞くにつれ、彼は自分もここで働きたいと思うようになった。

ある日、多田羅は原らにこう言った。

「この病院で小児の緩和ケアができたらいいなと思っています。ここには、いろんな可能性があるように思うんです」

ちょうど多田羅は勤め先の病院で壁にぶつかっていた時だった。彼は振り返る。

「イギリスから帰国した後、小児の緩和ケアをさせてもらえるという話で病院に就職したんです。でも、トップはともかく、現場のドクターの理解がありませんでした。僕がいくら重要性を説いても、直属の上司からはこう言われました。

『それはわかっとるけど、うちの病院は子供の患者と最後まで闘うところなんや。だから今、小児の緩和ケアが必要やとは思わない』

極端に言えば、一人で勝手にやるぶんにはええけど、他のドクターやナースを巻き込まんでくれという態度だった。

日本には、小児の緩和ケアはドクターに見捨てられた人たちが行くところという誤解がありました。上司もそう考えていたんでしょう。でも、本来はそうやないんです。小児の緩和ケアは、その子が人間らしく生きるための環境をつくり、病気を抱えながら社会で生きるための手段なんです。そうした認識を広げられなかったのは僕の力不足でもありますが、なかなかやりたいことができなかったんです」

上司の理解を得られなかった背景には、当時の勤務先が小児病院だということもあっただろう。がん対策推進基本計画は成人のがん対策が中心であり、数の少ない小児がんについては具体的な目標が定められていなかった。そのため、この病院では成人向けの病院のように緩和ケアに今すぐ取り組む必然性がなかったのだ。

これでは、多田羅に小児の緩和ケアの知識があっても宝の持ち腐れだ。この病院には、WHOが「小児医療における最低限必要な薬」として定めていた内服のモルヒネ薬さえなく、掛け合っても薬事委員会から「必要やとは思いません」と一蹴《いっしゅう》される始末だった。

岡山で開かれた日本緩和医療学会で多田羅が講演をし、市総合医療センターの勉強会に招かれたのは、そんな時期だった。多田羅が原たちの見据える小児医療のあり方に共感し、一緒に働きたいと考えるようになるのは自然だった。

原は、多田羅の申し出を喜んだ。彼のもつ小児緩和ケアの知識こそ必要としていたものだ。

原は言った。

「多田羅君がうちに来て小児の緩和ケアをやってくれたら嬉《うれ》しい。必ず後押しはする」

二〇〇九年、多田羅は正式に市総合医療センターの医師となった。同病院の緩和医療科と小児内科の医長を兼務し、小児の緩和医療に取り組めることになったのだ。前年には部長だった原が副院長に就任しており、バックアップ体制は十分だ。

多田羅は当時の心境を語る。

「市総合は小児の緩和ケアをやるのに適した環境でした。イギリスで学んだように、緩和ケアは子供だけでなく、成人も一緒にやらなければならない。その点、市総合は成人の患者も小児の患者もいるので両方を診ることができました。成人の方は拠点病院なので薬や機材は十分にあり、患者さんの方から緩和ケアを望まれることもある。そこで僕だけじゃなく、ナースも含めて緩和ケアの経験をつんでいって、それを子供の患者に応用するということができたのです」

この頃になると、製薬会社から緩和ケアに必要な鎮痛剤が続々と販売されるようになっていた。がん対策推進基本計画ができたことで、緩和ケアの市場が広がると見越して開発が進められたのだ。

具体的に言えば、これまではMSコンチンというモルヒネ系の錠剤くらいしか流通していなかったのに、種類が異なる副作用の少ない薬や、皮膚にシールのように貼《は》ってつかう薬が出た。治療の幅が広がり、在宅医療への切り替えも進んだ。

さらに、多田羅は市総合医療センター内で、日本で他に先駆けて小児専門の緩和ケアチーム（通称「子どもサポートチーム」）を結成し、患者への総合支援を開始した。

イギリスの小児病院には、小児緩和ケアチームという病気の子供を多職種で支えるチームが存在する。医師、看護師はもちろん、臨床心理士、社会福祉士、ホスピタル・プレイ・スペシャリスト、薬剤師、栄養士が一つのチームを組んで、治療中から退院後のケアまでを多方面から行うのである。

市総合医療センターで多田羅がつくったのは、イギリスにならった小児専門の緩和ケアチームだった。子どもサポートチームは、「症状緩和（苦痛のケア）」「子供と家族の心のサポート（精神ケア）」「在宅ケア支援（在宅医療支援）」「プレイサービス（遊びの支援）」という四つの領域にまたがって子供たちを支えることを目的とした。

チームには、山地の姿もあった。その頃、彼女は保育士ではなく、ホスピタル・プレイ・スペシャリストとして雇用されていた。日本ではまだ珍しかったとはいえ、その存在は患者だけでなく、親の支援にも大いに役立った。それを象徴するのが、中学生の娘を失った吉岡咲良（仮名）との関係だ。

咲良の娘・有海《ゆみ》（仮名）は幼稚園の時に、鼻血が出る、微熱がつづくなどの症状が現れた。家族が気になって市総合医療センターで検査を受けさせたところ、医師から白血病との診断を受けた。原のもとで有海は薬物療法を受けたが、期待していた効果が出なかったので、造血幹細胞移植に踏み切ったものの、一年経《た》たずに再発してしまった。

小学校に上がった有海は、入院に次ぐ入院の中、体調不良や感染症の恐れから登校することができなかった。妹の方が先に小学校へ通うようになり、有海はベッドに横たわってそれを見ているしかなかった。

小学三年、四年と学年が上がっても、有海は学校へ行けなかった。友人といっても、病棟で知り合った闘病仲間なので、気軽に連絡も取れない。そんな彼女にとって、心を開くことのできる数少ない相手が山地だった。

山地は病室やプレイルームで有海にいろんな遊びを教えた。アイロンビーズや缶バッジやストラップづくり、バレンタインデーが近づけば、電子レンジでチョコレートを溶かしてハートの形にしたものを病棟の患者に配って回った。

母親の咲良は言う。

「病院で知り合った友達は、途中で退院するか、亡くなってしまいました。その中で、山地さんという同じ一人の方がずっと傍にいてくれるのは心強かったと思います。手術の時も付き添ってもらっていましたから。

山地さんへの信頼は厚かったですよ。先生や看護師さんに薬を飲めと言われても、娘は副作用が出るのが嫌で捨てようとするんですが、山地さんにやさしく言われると我慢して飲むんです。一時退院している間も、山地さんに会うためにわざわざ病棟まで行ってました。

娘が山地さんのような保育士になりたいと言いだしたのは十歳の時です。子供にやさしく接して、いろんな遊びを教えたいって。今のうちからアイディアを出す練習をしようと〝なぞなぞブック〟をつくっては山地さんに渡して見てもらっていました。あの子にとって山地さんは心の支えであるとともに、将来の目標だったんでしょうね」

この頃から、有海は体調が少し落ち着いたので学習を開始した。相変わらず小学校へは通えなかったが、学校の先生が自宅にやってきて勉強の手伝いをしてくれた。

六年生の夏、有海は病棟で知り合った年上の女の子に誘われて、一緒に大学見学に行った。広くてきれいなキャンパスを目にして、彼女は「学校へ行って勉強したい」という意欲を膨らませた。だが、籍のある小学校へは一度も登校しておらず、近所の人にも在籍していることさえ伏せていた。そこで彼女は私立中学校への進学を決心し、自宅で受験勉強をはじめた。

半年間の猛勉強の甲斐あって、有海は私立中学に合格。ついに自らの力で、未来への扉を開いた。だが、またも病魔が彼女を襲う。中学入学後間もなくして、白血病が再発したのだ。

有海はせっかく入学した学校へまともに通うこともできず、再び入退院をくり返す日々をすごした。そして約一年後、有海は帰らぬ人となったのである。

母親の咲良はこう語る。

「娘の努力や夢を知っていましたから、亡くなった後は悲しみで何も考えられなくなりました。つらいのは、娘について話せる人がほとんどいないこと。学校へ行っていないので、娘を知る人さえいないんです。

私が頼ったのが山地さんでした。山地さんは娘がどんな子だったか、私がどんなふうに接していたかを全部知っているので、思い出話や相談ができるんです。本当は頼りにしちゃいけないとわかっているんですが、一人じゃつらくて耐えられないことも多くて、今は甘えさせてもらっています。山地さんのような方がいてくれることに感謝しています」

そう話す咲良は、一時間以上ずっと唇を震わせて泣き通しだった。その様子からは、まだ娘の死を受け止め切れていないことが痛いほどつたわってきた。

わが子を失うというのは、それだけ親の心に大きな傷を残すものなのだ。だからこそ、多田羅が語っていたように、家族に対する医師や看護師だけにかぎらないトータルな支援が必要なのである。

スタート・スモール

二〇〇九年から、原は業務終了後にたびたび市総合医療センターの副院長室に多田羅ら実力のある医師を集めて、小児医療の未来について意見交換をしていた。

トータル・ケアを本当の意味で実現するには、病院内の取り組みだけでなく、病院の外での支援体制も構築していかなければならない。それにはどうすればいいかとくり返し話し合った。

彼らの頭にあったのは、「ヘレン&ダグラスハウス」(「ヘレンハウス」は、十六歳以上のヤングアダルト向けのホスピス「ダグラスハウス」と一緒になり改称していた）のような小児ホスピスをつくることだった。

市総合医療センターでは、子どもサポートチームによる支援体制を整えた上で、小児の緩和ケアの充実を図ることができた。だが、これはあくまで病院内での話であり、在宅で治療をしている患者や家族を支える仕組みをつくる必要がある。それには、小児ホスピスが必要だというのが一致した意見だった。

問題は、小児ホスピス設立のハードルの高さだ。すでに日本では成人用のホスピスは多数あったが、小児ホスピスとそれとはまったく異なる。

成人用ホスピスを支えるのは、膨大な患者数だ。日本全国では毎年三十七万人ががんで命を落としているため、ホスピスの経営が成り立つ。一方、小児がんで死亡する患者の数は年に数百人で、大阪府全体でも二十人いるかどうか、市総合医療センターだけなら数人だ。これではホスピスを建てても、経営が立ち行かない。

打開案として出たのが、病院とは切り離した形で、民間の小児ホスピスを設立することだった。それであれば他の病院の患者を大阪内外から呼び込めるので、それなりの利用者を見込むことができる。だが、これはこれで資金の調達方法、スタッフ募集、各病院との連携など別の課題が出てくる。話し合いは堂々巡りでいつまで経っても結論が出なかった。

ある日、そんな原たちのもとに一つの話が舞い込んでくる。多田羅のところに大阪府立母子保健総合医療センター時代の上司である藤村から連絡があり、こう言われたのだ。

「ヘレン&ダグラスハウスのシスター・フランシスが病気の子供たちをつれて日本にやってくるんだ。多田羅君は、視察の際にシスター・フランシスとも面識があるだろ。来日の際、彼女らのコーディネイトをしてくれないだろうか」

「もみじプロジェクト」という障害児や難病の子供たちの日英交流プログラムが、ヘレン&ダグラスハウスからシスター・フランシスらスタッフの他に、六人の難病の子供を日本に招いて、東京や大阪を回るという。

多田羅はそれを聞いて、日本に小児緩和ケアを紹介する絶好の機会だと考えた。シンポジウムを開催し、シスター・フランシスや他のスタッフにヘレン&ダグラスハウスの話をしてもらえれば、小児ホスピスをつくるきっかけになるかもしれない。

多田羅は原らに相談し、ヘレン&ダグラスハウス側に大阪で小児ホスピスに関するシンポジウムを開催したいと打診したところ、快諾の返事が届いた。多田羅らは日本財団に掛け合って開催資金を出してもらい、シンポジウム開催に向けて走りだした。

二〇〇九年の十月七日、中之島の大阪市中央公会堂で、ついにシンポジウムが開催されることになった。題は、「子どものホスピス　ヘレン&ダグラスハウス交流セミナー」。小児の緩和ケアについてのシンポジウムとしては、日本で開かれた中でも最大規模のものだった。

実は、同年の五月に専門家だけを呼んで二百人ほどで開催したのだが、インフルエンザの流行もあって一般客を招致することができなかった。そこで、十月に改めて大阪市中央公会堂を借りて大々的なシンポジウムを行ったのである。

シンポジウム開催当日は、大型の台風が迫ってきており、大阪市内は激しい雨に見舞われていた。にもかかわらず、大阪市中央公会堂の会場には約七百名の医療関係者が強風に煽《あお》られながら続々と集まってきた。医師、看護師、心理士、教師、ソーシャルワーカー、保育士、患者家族、それに学生の姿まであった。エスビューローの安道照子や、山地理恵も来場していた。

シンポジウムで受付をしていた市総合医療センターの事務職員だった小林喜美子は、この時の雰囲気を語る。

「台風が来るってわかった時、シンポジウムはあかんかもしれないなって思いました。子供のホスピスって悲しいイメージがあるやないですか。だから、私個人としては、台風になったら、人が来てくれへんのやないやろうかって不安だったんです。いざ開場したら、まったくくちがいました。次から次に人が集まってきたんです。病院のお偉いさんから車イスに乗った若い患者さんまでいはって、私もあれしてこれしてってって大わらわになってたら、いつの間にか大集会室の一階席がほとんど埋めつくされてました。

それを見て、確信したんです。子供のためのホスピスはみんなが必要としているものなんだから、このシンポジウムを成功させなあかんって。後から聞いたら、あそこに参加していた人は同じように考えていたようです」

小林自身、このシンポジウムをきっかけに、後にホスピスの設立にかかわっていくことになる。

シンポジウムの幕が上がると、シスター・フランシスが演台の前に立って講演をはじめた。彼女はイギリスのヘレン＆ダグラスハウスの成り立ちから、どのような家族が何を目的に利用しにきて、子供たちがどんなふうにすごしているのかを説明した。

彼女が強調したのが、ホスピスは必ずしも死を看取《みと》る場ではないという点だ。ヘレン＆ダグラスハウスは、もともと家族を介護から一時的に離してリフレッシュさせることを目的としてできた施設だ。利用者の中には余命宣告されている小児がん患者もいるが、それ以外にも一生寝たきりの神経筋疾患や先天異常症候群の子供たちもいる。あくまで子供が子供として幸せになれる空間を目指しているのだ。

ヘレン&ダグラスハウスが長い間この理念を貫けているのは寄付主体の民間施設であることが大きい。病院が経営に絡《から》むと医療が優先されてしまうが、民間施設であれば子供の意思を第一に考えて運営できる。子供や家族のQOLを向上させるためには、民間施設として運営しながら医療機関と提携するのが望ましい。

会場にいた人々の胸にこの言葉は強く響いた。患者に必要なものをもっとシンプルに考えてもいいのではないか。講演の最後に、シスター・フランシスは訴えた。

「みなさん、できることからはじめましょう」

彼女がつかった言葉は、〝スタート・スモール〟だった。自分たちができる小さなことから一つずつつみ重ねていきましょうという意味だ。

シスター・フランシスの講演につづいて、ヘレン&ダグラスハウスのスタッフもそれぞれ自分たちの専門的見地から話をした。その後、多田羅が壇上に立って日本における課題について語った。

会場の関心が多く集まったのは、パネルディスカッションだった。多田羅や原や日本の医療関係者、それにヘレン&ダグラスハウスの関係者を交えて、日本で小児ホスピスを設立する道筋を議論した。

　当時のイギリスではヘレン&ダグラスハウス同様のホスピスがすでに四十一カ所で運営されていた。一カ所につき、運営費は年三億円～五億円。この額で難病の子供たちが幸せな時間をすごすことができ、家族がサポートを受けられる。

　イギリスでそれが実現できる背景には、イギリスの医療制度や篤志家《とくしか》による寄付の伝統などがある。だが、日本にはこうした制度や伝統が存在しない。では、イギリスとは違った形で資金をどう集めるのか、患者や家族の理解をどう得るのか、医療機関とどう連携をとるのか。それらを多面的に討議した。

　第一線にいる医師たちが真剣にホスピスや緩和ケアのあり方について語る姿は、シンポジウムに参加していた人たちの胸に響いた。それは、後にTSURUMIこどもホスピスのスタッフとなる西出由実《にしでゆみ》も同じだった。当時彼女は二十七歳、大阪市内の総合病院に看護師として勤めていた。

　大阪で生まれ育った西出が看護師を目指したのは小学二年生の時だ。四歳下の弟が悪性リンパ腫で入院したことがきっかけで弟の世話をする看護師の仕事に憧《あこが》れ、いつしか将来の夢となった。浜松市の聖隷《せいれい》クリストファー大学看護学部を卒業後、地元の名の知れた総合病院に就職。小児病棟で患者の看護に当たった。

西出の目には、病院が子供の気持ちや生活に配慮した医療体制を整えているようには映らなかった。かつて原が阪大病院で体験したように、完全看護をうたっておきながら、親に二十四時間の付き添いを求めたり、子供たちを細かなルールで縛りつけたりしていた。西出は治療のためとはいえ、子供の立場からはいきすぎていると感じていた。

特に引っ掛かったのが、医師の秘密主義だった。医師は、治療を円滑に進めるためという理由で子供に病名や病状の詳細を極力説明しないという方針を貫いていた。

だが、子供がある程度の年齢で、何年も治療を受けていれば、さすがに自分の病気が深刻なものだと察する。子供は医師に説明してもらえないので、看護師に質問を投げかけるのだが、ここでも明確な回答をもらえない。抗がん剤で髪が抜け落ち、手術の後遺症で肢体が動かなくなっても、「悪いばい菌を退治しようね」など曖昧《あいまい》な説明がくり返される。その結果、子供は医療者に対する不信感を増幅させる。

西出が印象に残っている小学五年生の男の子がいた。斉藤真治（仮名）だ。

真治は白血病によって二度にわたって入院をし、長い間薬物療法を受けていた。医師や看護師は「悪いウイルスが体にいるから治療が必要」としか説明をしていなかった。だが、連日にわたって抗がん剤を投与され、髪が抜け落ち、毎日嘔吐《おうと》や疼痛《とうつう》や下痢にのたうち回っていれば、嫌でも自分の体内で大きなことが起きているとわかる。

真治は不安になって尋ねた。

「僕、本当は何の病気なん？　ちゃんと知りたいねん」

西出たち看護師は彼の心境を察していたものの、病院内の空気を読んで「ウイルスの病気よ、がんばって退治しよ」と嘘《うそ》をつき通した。真治の瞳《ひとみ》は疑いに満ちていた。

治療は二カ月、四カ月、六カ月とつづいた。真治は病棟にいる間も中学受験をあきらめていなかったが、体力はみるみる落ちていった。一日一日を乗り切るので精一杯で、受験どころか、明日のことさえ考えられない。

真治は受験を断念せざるをえなくなった落胆と、医療者への不信感から情緒が不安定になった。日中は険しい顔をして黙りこくり、看護師が来ても毛布をかぶって応じようとしない。だが夜になると怖くなるらしく、突然声を限りに奇声を発したり、ベッドや棚を叩《たた》いたりする。

看護師たちは落ち着かせようと、足湯やマッサージをした。真治は世話を焼かれると逆にいら立ち、お湯を引っくり返す、新聞紙を投げ込むといったことをした。

西出は真治の胸の内がわかったので、シフトの引継ぎの際に先輩看護師から「態度が悪い」と評価されているのがかわいそうだった。

ある日、西出は思い切って医師に提案した。

「小児がんの患者会ってありますよね。真治君にあそこを紹介してあげてはどうでしょうか。真治君は病院で孤立状態になってしまっています。他の患者とつながれば、『なんで自分だけ』という思いが薄まるんじゃないでしょうか」

医師は西出の意見に否定的だった。患者の感情より、患者同士がつながることで治療に悪影響が生じると懸念《けねん》したのだ。

西出は語る。

「真治君は病室でずっと闘病していましたが、寛解の見込みが立たずに、造血幹細胞移植を受けなければならなくなりました。この時になって初めてがんだと説明したんです。ずっと嘘をつかれていたと知った時はショックだったでしょうね。

その後、真治君は新たな治療のために別の病院に転院することになりました。それでも病気は良くならず、中学二年生で亡くなりました。せっかく中学生になっても一度も登校できなかったので、お母さんがご遺体に制服を着せて見送ってあげたそうです」

長い間、病名を隠された末に、がんを告知された時の気持ちはいかばかりだっただろう。

このような体験を重ねる中で、西出は小児医療で自分が何をしたいのかわからなくなった。医療者は病気の治療を目標にしているが、それを突きつめれば、子供と対立してしまう。もしそれで子供が亡くなったら、何が残るというのか。

西出は看護師という仕事に自信を失いかけていた。これが看護師の役割なら憧れたものではない。いっそ別の仕事に就こうか……。

そんなある日、病院の片隅に、大阪市中央公会堂にイギリスのヘレン&ダグラスハウスの関係者を招くシンポジウムの案内状が置かれているのが目についた。子供のためのホスピスという言葉が気になった。看護師を辞める前に、一度話を聞きに行ってもいいかもしれない。そんな思いで、横殴りの雨が降る中、中央公会堂のシンポジウムへ出席した。

会場の客席にすわり、シスター・フランシスの講演や、原や多田羅たちのパネルディスカッションを聞いているうちに、西出はそれまでの小児医療の形が音を立てて崩れていくような感覚になった。彼女はその時の感情を語る。

「子供の医療というものに関する考え方がガラリと変わりました。私が知っている医療の世界は常に治療を最優先する世界でした。でも、あのシンポジウムに出ていたドクターたちは、それを『チルドレン・ファースト』に変えていこうと大真面目《おおまじめ》に議論していた。みんなそれなりの病院に勤めている有名な先生方です。知らないところで、ドクターたちが必死に医療を変えようとしているんだ。それを知ったら、こういう人たちのもとで看護師として働きたいと思うようになりました。そこに目指していた本当の仕事があるんじゃないかって」

翌年、西出は勤めていた総合病院を辞め、小児専門の病院に転職する。そして五年後に、後述するようなホスピスのプロジェクトに正規スタッフとして参加することになる。

シンポジウムは西出ばかりでなく、その他大勢の医療関係者に多大な影響を与えた。淀川キリスト教病院にできる「ホスピス・こどもホスピス病院」(二〇一二年)、国立成育医療研究センターにできる医療型短期入所施設「もみじの家」(二〇一六年)なども、すべてシンポジウムにかかわった医師らによって設立されたものだ。

ただ、今述べた二つの小児ホスピスは病院が主体の病院併設型の小児ホスピスである。原たちが目指していたのは、ヘレン&ダグラスハウスをモデルとした民間型の小児ホスピスだった。

シンポジウムが終わった後、原たちは参加していた医師や看護師、それに患者の親たちと集まって話し合う機会を何度もつくった。小児ホスピス設立への壁はたくさんあるが、シスター・フランシスが言ったように、小さくてもできることからはじめようと考えた。自分たちにとっての〝スタート・スモール〟とは何か。

原はみんなの前で言った。

「いきなり建物をつくって小児のホスピスを開設するのが難しいなら、ここに集まった人たちで訪問介護や遊び場づくりをするボランティアグループを立ち上げるのはどうやろ。難病の子供たちの家に行ったり、イベントをしたりして、患者と家族を支える。ホスピス設立を目標にして、そういうところからスタートしてみるんや」

まずはボランティア団体を設立し、それをもとにホスピスを事業化するという考えだ。胸を熱くしていた参加者たちに異論はなかった。

翌二〇一〇年、このボランティア団体は「こどものホスピスプロジェクト」として正式に立ち上げられる。そして、この団体のもとに大勢の小児医療を変えたいと願っている人たち、そして生きる希望を求めている幼い患者や家族が、まるで砂漠でオアシスを見つけたように集まってくることになった。

第四章　小児病棟

すみれ病棟の青春

大阪市立総合医療センターは十八階建ての建物に、二千二百人以上の職員を抱える巨大な総合病院だ。

廊下を挟んでさくら病棟とすみれ病棟の二つにわかれていて、両棟とも六、七階が小児病棟になっている。さくら病棟側は小学校に入る前の乳幼児の患者、すみれ病棟側は小学生以上の患者のための入院病棟だ。

七階のすみれ病棟側の入り口のガラス扉は、アンパンマンや動物のシールがたくさん貼《は》られている。正面にナースステーションがあり、左右の廊下の奥に病室が並ぶ。その他、絵本やオモチャが並ぶプレイルーム、窓から外の景色を一望できる食堂、学校の教室を再現した院内学級などが設けられている。

この病棟には小児がんの子供たちが多いが、必ずしも二十四時間ベッドに縛り付けられているわけではない。薬物療法中は一クールごとに一定の間隔が空けられるし、手術の後は体力の回復を待ったり、リハビリを行ったりする。束の間《つかのま》の安らぎを手にした子供たちの顔には、笑みがもどる。

院内学級の教室は、そうした子供たちが集まる場所だ。廊下の一角にある教室は小学部と中学部にわかれていて、それぞれ時間割が定められ、入院中の小中学生が年齢や習熟度に合わせて義務教育を受けられる。授業を担当するのは、大阪府立光陽支援学校本校から派遣されてきた教師だ。

朝九時半の登校時間、病棟の廊下はちょっとしたにぎわいにつつまれる。病室から教室まで数十メートルの〝通学路〟を、子供たちはランドセルをしょったり、車イスにかけたりしてやってくる。すれ違う看護師に「おはようございます！」と挨拶《あいさつ》する声や、教師たちの「よく来たね」と迎え入れる声が響く。

授業で、子供たちは病気であるのが嘘《うそ》のように熱心に勉強をする。車イスの上で国語の教科書を大声で読む男の子、不自由な手で楽器をもって楽しそうに演奏する女の子、理科の実験ではしゃぐ男女のグループ――。

院内学級の教師の岡本一恵は語る。

「子供にとって、学校に行けずに病室に閉じ込められる状況はものすごく孤独なものです。世の中から取り残されて、学校の友人や教師にも存在を忘れ去られたように感じます。

そんな子供たちにとってみれば、学生カバンを抱えて病室を出て、教室にやってくるだけで嬉《うれ》しいものなんです。教室の片隅で友達とおしゃべりができて、遊びを教え合うことができる。病棟で知り合った異性に恋をする子だっているでしょう。院内学級にいる間は、患者じゃなく、本来の子供にもどれるんです」

院内学級には、学力を上げるための授業ばかりでなく、行事も用意されている。大阪市立科学館でプラネタリウムの鑑賞や科学実験をする社会科見学、病棟の渡り廊下で保護者も交えてボウリングや玉入れをする運動会、クリスマスパーティーなどだ。

院内学級で知り合った子供たちは、病室でも友情を育《はぐく》む。手術前の不安な夕方に肩を並べて窓の外を見ながら将来の夢を語り合ったり、ベッドで苦しんでいる友達のもとへ行って手を握って呼びかけたりする。時には、最期《さいご》が近づいた時に親きょうだいにもつたえられない思いを託すこともある。病棟の仲間は闘病を支えてくれるパートナーなのだ。

こどものホスピスプロジェクトが発足した翌年の二〇一一年の秋、そんなすみれ病棟に一人の女の子が入院した。プロローグで紹介した北東紗輝だ。

紗輝は、三歳の時に脳腫瘍《のうしゅよう》が発覚。治療によって一命を取り留めたものの、五歳の時に再発が判明した。一時は治療によってがんを根絶できたかに思えたが、小学三年生の時に体調を崩して精密検査を受けたところ、今度は急性骨髄性白血病と診断され、市総合医療センターへの入院が決まった。幼少期にがん治療を経験した人は、放射線治療や薬物療法の影響から別のがんを発症する可能性が高いとされているが、紗輝もそうだったのかもしれない。

母親の恭子は語る。

「最初に脳腫瘍の治療を受けたのは三歳の頃ですから、紗輝自身はそんなに詳しくは覚えていないはずです。小学校に入学してからは他の同級生たちと仲良くなって、心も体もどんどん成長して女の子らしくなっていきました。でも、小学三年生で白血病がわかった後は、性格ががらりと変わりました。長期入院をしてがん治療を受けたことで、それまで培《つちか》ってきた普通の女の子らしさが薄れてしまったんです」

病気が判明した際、恭子は紗輝に対して当分の間学校へ行けなくなり、治療も苦しいものになると説明した。きっとショックを受け、治療を嫌がるだろうと思っていた。子供の立場に立てば当然だ。

いざ入院して治療がはじまると、紗輝は別人のようにおとなしくなって、あれほど嫌いだった注射や薬を黙って受け入れた。恭子は、娘のその姿に違和感を覚えた。

「子供って病気になって入院すると、子供らしさを捨てて、急に良い子を演じるようになるんです。紗輝は何一つ悪くないのに、入院二日目には私に向かって『病気になっちゃってごめんね。私のせいで迷惑をかけちゃってるね』なんて言ってきた。自分が病気になったせいで家族を不安と心配に陥《おとしい》れてしまったと考えるようになったのでしょう。

闘病でしんどい時に、私が『泣いてもええんよ』と声を掛けても、あの子は『大丈夫！』と気丈に振舞っていました。あるいは、新人の看護師さんが注射を何度か失敗したことがあって、横で見ていた私が我慢できなくなって『ちゃんとやってください！』って怒ったら、紗輝が間に入って『看護師さんだってわざとやったんじゃないんやから、そんなん言わんといて』って私をなだめてきた。

こういう姿は見ていて逆につらかったですね。親としては、しんどいことをしんどいと言ってもらえた方が気が楽でした。だって、それが子供として当たり前の感情表現やないですか。それなのに、わずか九歳の子が母親や看護師さんの顔色をうかがいながら、苦痛に耐えて一生懸命に優等生的な立ち振る舞いをする。いろんな環境が、あの子をそんなふうに追いつめてしまったと考えると、いたたまれませんでした」

紗輝にとって一年以上にわたる入院生活の心の支えが、同じすみれ病棟に入院する子供たちとの交流だった。薬物療法の合間に訪れる院内学級やプレイルームで他の患者と顔見知りになり、仲良くなっていった。

入院生活がはじまって間もなく、紗輝は生涯忘れられない出会いをする。大阪の名門・府立大手前高校の二年生だった久保田《くぼた》鈴之介《すずのすけ》だ。後に、闘病中の高校生の学習支援制度をつくることに寄与する青年である。

鈴之介は一九九四年九月二十五日に生まれた。小学校に上がってすぐに大阪市旭《あさひ》区の旭警察署の道場で剣道を習いはじめ、中学校に進んでからは剣道部に入部した。性格は、前向きでリーダーシップに秀《ひい》でていた。文武両道を絵に描いたように万能で、周囲の誰もが彼には明るい未来が待っていると信じて疑わなかった。

中学二年の五月、そんな鈴之介の体に異変が起こる。ある日、彼は親に背中を見せて「何かできてない？　ずっと痛みがあって治らないんだよね」と言ってきた。親は目を凝らして触ってみたが、特に異変は見つからなかった。ところが、二週間経《た》っても背中の疼痛《とうつう》が引かないというので、鈴之介を近所の病院へつれて行った。医師がレントゲン検査をしたところ、胸に黒い影が写っていることがわかり、専門の病院での精密検査を勧められた。

後日、鈴之介は親とともに市総合医療センターを訪れた。検査終了後、原純一はこう告げた。

「胸の骨に何かありますね。悪性腫瘍の可能性があるので、組織の一部を採って検査をしてみたいと思います」

病理検査によって判明したのは、肋骨《ろっこつ》の悪性腫瘍だった。病名は、ユーイング肉腫。二十代以下の若者の罹患《りかん》が多く、主に骨にできるがんだ。

原は、入院による早急な治療を勧めた。ユーイング肉腫の治療は簡単なものではない。鈴之介の場合は、最初に薬物療法を行って原発巣《げんぱつそう》を小さくした後、外科手術によって腫瘍を肋骨ごと取り除き、さらに薬物療法を重ねて寛解を目指すことになる。

十カ月つづいた治療は想像をはるかに上回るほど過酷だった。鈴之介は歯を食いしばって耐え抜き、経過良好という診断を受けて中学三年の四月に退院した。

この間、学校の勉強は大幅に遅れてしまったが、受験は待ってくれない。鈴之介は昼も夜も猛勉強をして遅れを取り戻し、地元の難関校である大手前高校への合格を果たした。両親は歓喜に沸き、息子の努力を誇りに思った。

高校入学後、鈴之介は剣道部に入った。中学時代は病気で思うように活躍できなか

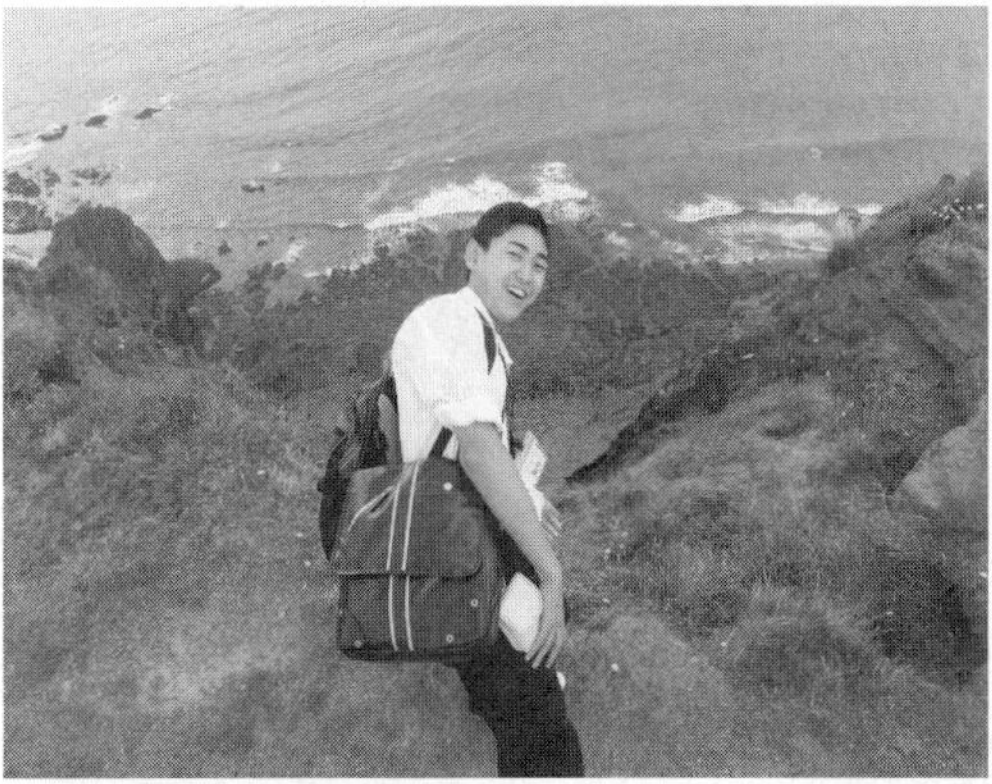

高校二年の夏、短期留学先のイギリス・ウェールズにて。
久保田一男さんご提供

ったので、高校では本腰を入れて練習に取り組んだ。身長一七八センチの鈴之介は、部内で瞬《また》く間に頭角を現した。人望も厚く、二年時には主将に選出された。

順風満帆だった高校生活に、暗雲が垂れ込めたのは二年になって間もなくだった。ゴールデンウィークが終わったある日、鈴之介は腕や背中に痛みを感じた。初めは練習の怪我《けが》だと思って自然に癒《い》えるのを待っていたが、痛みは悪化していった。それでも七月には念願だったイギリスのウェールズへの短期留学を実現し、その月末には剣道の段位審査を受けて三段に昇段した。だが、その頃には激しい痛みで学生カバンをもつのもやっとだった。

鈴之介は市総合医療センターを訪れ、精

密検査を受けた。原からつたえられたのは厳しい現実だった。

「残念ながら、がんが再発しています。胸だけでなく、腕にも痛みがあるのは、そこにも転移しているためです。すぐに治療をしましょう」

高校を休んで入院し、大量化学療法を受けた。これは、一般的な抗がん剤より強力なものを大量に投与する治療であり、筆舌に尽くしがたい副作用が引き起こされる。嘔吐《おうと》、発熱、下痢、全身の痛みなどあらゆるものが次々に襲ってきて、全身の粘膜が爛《ただ》れてしまうため、排尿するだけで激痛に悶《もだ》えるほどだ。

鈴之介はもがき苦しんだが、病室の外ではそんな様子は見せずに明るく振舞い、廊下で出会った他の患者に声をかけた。一人ぼっちの子を見つければ相手をしてあげ、困っているとわかれば相談に乗る。彼の周りには自然と人の輪ができるようになっていた。

この頃、すみれ病棟で鈴之介と知り合った四歳年下の女の子に弥十郎陽香《やじゅうろうはるか》がいる。ボーイッシュでハキハキとした中学一年生だ。

陽香は小学生になってすぐにリンパ管腫がわかり、闘病生活に入った。小学六年生の時にはカサバッハ・メリット症候群とゴーハム病が判明して入退院をくり返すことになり、中学生になってからもなかなか登校できずに鬱々《うつうつ》とした日々を過ごしていた。

そんな時に出会ったのが鈴之介だった。

病院の一角で陽香が下を向いて歩いていると、鈴之介が明るい声で呼び止めてきた。

「よう、また会うたね。君、中学生？」

これまでも何度かすれちがって顔は知っていたが、四歳上だった彼とは言葉を交わしたことがなかった。

陽香は戸惑いながら答えた。

「う、うん」

「そっか。俺も初めて入院したのは中学の時やったわ。あっ、俺、久保田鈴之介な。病棟で他にも知っている人がいるから、今度君に紹介するわ！」

これを機に、鈴之介は病棟で仲良くしている中高生の友達を陽香に紹介した。性別も年齢もバラバラだったが、親しくなるまでに時間はかからなかった。鈴之介はみんなから「スズ君」と慕われ、いつの間にかリーダーのような存在になっていた。

鈴之介を中心とした仲間たちは、体調を見つつプレイルームに集まった。携帯電話をいじったり、ゲームをしたりしながら、たわいもない話に花を咲かせるのが楽しかった。ただ、プレイルームは未就学児から小学校低学年用につくられていて、思春期の子供たちの遊び場としては幼すぎた。

鈴之介は仲間を呼んでこんなことを言った。

「この病院には子供用のプレイルームはあるけど、俺たち中高生が気ままに過ごせる場所がないと思わへんか？　同年代だけで好きにできる部屋がほしいよな。みんなでいっぺん企画書をつくって、師長さんに頼んでみようや。署名してくれれば、俺が代表して交渉するから」

みんなは賛成して、具体的なイメージを練っていった。意見を出し合って決めたのは、夜の消灯前に病棟のつかっていない部屋を貸してもらい、中高生の患者が集まって好きなことができるようにしてほしいというものだった。夜のわずかな時間でいいから、病院の規則から解放されて、好きな音楽を聴いたり、ゲームをして騒いだりできる時間を手に入れたかった。企画書には鈴之介に誘われた五名が署名し、その中には陽香の名前もあった。

病院側は鈴之介から企画書を受け取って検討し、正式に承認した。週に二回、夕食後から消灯まで、中高生が自由にすごせる空間を提供してくれたのだ。何かあった時のために病院側の担当者が一人付いたが、要求はほぼ全面的に受け入れられた。

鈴之介たちは大喜びし、この集まりを「中高生の会」と名づけ、記念品をつくることにした。六人の仲間の名前の頭文字をとってＳＨＡＮＫＳとし、ハンカチに「中高生の会SPP from SHANKS」という言葉をアイロンでプリントした。ＳＨＡＮＫＳの先頭のＳは鈴之介、次のＨが陽香だ。闘病生活で、どれだけ涙を流すことがあっても、中高生の会の仲間たちが傍にいるというメッセージでもあった。

陽香は語る。

「中高生の会がある日は、夜が来るのが楽しみでした。入院中は、その日によって体調がバラバラなので、行ける日と行けない日があるんですが、日にちが近づいてくると行きたいので、どうか夜だけでも体調が良くなりますようにって祈ってました。

会に参加できる顔ぶれは、日によってちがうので、集まってから何をするかを考えました。みんなでＹｏｕＴｕｂｅの楽しい動画を見て盛り上がったり、サッカー日本代表の試合があればテレビの前で応援したり。そうそう、一時期、携帯でおもしろい写真を撮るのがブームになったことがありました。遠近法をつかって、スズ君が仲間の手の上に乗ってポーズを取っているような写真を撮ったりするんです。普通の中高生が放課後に友達としている遊びを、私たちは夜の集まりでやっていたんです」

中高生の会ができたことで、子供たちの結びつきは固くなり、お互いの体調の波を知る機会も増えた。会に参加できなかった仲間がいれば、みんなでＳＮＳを通して励まし、翌日には病室に見舞いに行った。

仲間の中には治療が終わって、めでたく退院が決まる子もいた。そんな時、病院に残されたメンバーはこう口をそろえた。

「二度ともどってきたらあかんで！　元気でな！」

退院した子たちは、病棟から去った後も、仲間の関係を大切にした。ネットの掲示板やＬＩＮＥのグループでコンタクトをとり、夜にビデオ通話で中高生の会に参加し、外来の際にお見舞いに寄ることもあった。

そんな仲間たちの間では、恋愛感情も生まれた。女の子たちに一番人気があったのが、鈴之介だ。

陽香は一歳上の中学二年生の女の子から、突然こう言われた。

「うち、スズ君のこと好きやねん。どう思う？」

「どうって、似合ってると思うよ」

「ほんま？　退院してスズ君と一緒にいれたらええなー」

彼女にとって病気を克服し、鈴之介と手を取り合って生きていくことが夢になっていたのだろう。

中高生の会が軌道に乗りはじめた頃、すみれ病棟に入院してきたのが、先に述べた小学三年生の北東紗輝だ。すでに脳腫瘍の治療を二度にわたって経験していた紗輝にとって、闘病は不安と恐怖でしかなかった。大人の前では立派な患者を演じていても、一人になれば絶望の底に叩き落される。

小児病棟を担当していた臨床心理士の女性は、そんな紗輝の胸の内を察していたのだろう、ある夜こんな提案をした。

「夕食後に中高生の会って集まりがあるの。紗輝ちゃんも来てみる?」

「中高生の会?」

「夜に、すみれ病棟の子たちが自由に過ごすためにできた会なんだ」

その晩、臨床心理士につれて行かれたのは、病棟の一角にある部屋だった。夜景の見える窓辺のテーブルで、一人の高校生の男子がパズルをしていた。これが鈴之介だった。この日は仲間はみな体調が優れず、時間通りに来られたのは彼だけだった。鈴之介は背筋を伸ばし、真剣な表情でパズルに向かい合っていた。

紗輝は鈴之介の邪魔をしないように臨床心理士と別のテーブルについて、勉強をはじめた。入院によって、学校の勉強についていけなくなるのが不安で、少しでも自主的に進めておきたかった。

静まり返った部屋で問題を解いていると、パズルを完成させた鈴之介が顔を上げ、紗輝に気が付いた。彼は言った。

「その女の子、勉強してんのか？　偉いな！」

力強い声だった。彼女は照れながら答えた。

「ありがと」

「小学生なん？」

「う、うん」

「そっか。俺は高校二年や。これから仲良くしよな！」

鈴之介はそう言って紗輝の傍に歩み寄り、消灯時間になるまでいろんな面白い話をして笑わせてくれた。

夜が明けた。朝一番に、母親の恭子が面会にやってくると、紗輝が珍しく目を輝かせていた。どうしたのかと理由を尋ねると、紗輝は声を弾ませて言った。

「お母さん、紗輝、好きな人できた！」

「え？」

「久保田鈴之介君いうねん。スズ君！」

一目ぼれだった。紗輝にとって、鈴之介は初恋の相手になった。

病院で勉強をさせてください

すみれ病棟で生まれた中高生の会には、次第に新しい顔ぶれが増えてきた。院内学級の友達から評判を聞きつけたり、医師や看護師に教えられたりして、一人また一人と新メンバーが加わるようになったのだ。紗輝以外の小学生の姿もあった。

何のグループでも大きくなればなるほど、メンバー間に軋轢《あつれき》が生じるものだ。中高生の会も例にもれず、初期メンバーの女の子たちの一部は、こうした状況に不満を漏らすようになった。中高生限定の集まりに、紗輝のような小学生たちがプレイルームにやってきて、鈴之介を取り巻いてはしゃぎ回るのが面白くなかったのだろう。彼女たちは小学生たちの悪口を言いだした。

臨床心理士の女性は、中高生の会に亀裂《きれつ》が入っているのを感じて、解決策を提案した。中高生の会とは別に、「十代の会」という集まりを立ち上げ、小学生を含む十代の子なら誰でも入れる仕組みにしてはどうかと言ったのだ。これなら、中高生の会の人たちの気持ちを尊重できるし、小学生だけを蚊帳《かや》の外に置かなくて済む。子供たちの反応は概《おおむ》ね良く、病院側からも承認された。

紗輝は十代の会について語る。

「十代の会ではプラネタリウムを見るとか、全員で人生ゲームをするとか、中高生の会とくらべてイベントごとが多かったです。あんまり十代の会って名前は好きじゃなく、勝手に『夜間学校』って呼んでいました。十人から十五人くらいいたかな。いろんな思い出がありますけど、私が好きだったのはダンスです。闘病のストレスがたまると、誰かが『何でもええから、ＹｏｕＴｕｂｅで音楽かけて！』って言いはじめる。それで大音量で音楽をかけて、その場にいた子たちがみんなで音楽に合わせてうたって踊る。これが一番気持ちよかったなぁ。

十代の会ができたおかげで、患者同士はすごく仲良くなりましたよ。それまでは病室に帰ったらカーテンを閉め切ってまったく口をきかなかったような子も、十代の会に来てからはみんなと積極的にしゃべるようになったんです」

会は午後九時の消灯時間までと決まっていたが、子供たちの楽しみは深夜までつづくこともあった。事前に子供たちがナースステーションのシフト表をたしかめ、やさしい看護師が夜勤の日を探っておく。その情報は共有され、夜に電気が消された後、子供たちは布団《ふとん》にもぐって携帯電話のＳＮＳで深夜までやりとりして遊んだ。

そうした中でも、紗輝の楽しみはやはり鈴之介と会うことだった。鈴之介は中高生の会だけでなく、十代の会にも顔を出してくれたし、相変わらず廊下で会えば声をかけてきてハイタッチをしてくれた。紗輝の体調が悪いと知れば、「いつかは必ず楽になるから辛抱するんやぞ」と言い、あまり食欲がわかないと聞けば、「食べるのは体力をつけるためや。体のためにも食べなあかんぞ！」と諭してくれる。

勉強が遅れることの焦《あせ》りを取り除いてくれたのも鈴之介だった。入院の間に同級生に学力を引き離されるのではないかと心配する彼女に言った。

「小学校のうちなら、いくらだって挽回《ばんかい》できる。ちょっとやそっと入院してたって大丈夫や。それより、今は紗輝ちゃんの体をしっかりと治すことを優先するんやで」

紗輝は、鈴之介自身が中学二年の大半を闘病で棒に振りながら、難関高校へ合格したのを知っていたから、その言葉に励まされた。

毎晩、病室にもどって眠りにつく時、紗輝は指で壁をコンコンと叩いた。それが男子用の病室で寝ている鈴之介に対する「おやすみ」の合図だった。そんなふうに鈴之介を想《おも》って眠るのがささやかな幸せだった。

年が明けて二〇一二年の一月になった。鈴之介は薬物療法が一段落し、原からはそろそろ自宅に帰って外来に切り替えられるかもしれないと言われた。完治したわけではなかったので、定期的に通院する必要はあったが、ひとまず高校にもどる目途が立った。

受験まであと一年、闘病経験から、将来は医学部へ進学して医師になりたいという目標をもち、周りの医師に京大医学部への進学希望をつたえていた。

ただ、京大医学部へ行くのに約五カ月間の入院生活のブランクは小さくない。ライバルたちはこの時期までに高校三年間の学習内容を終わらせて、残り一年は希望校の受験対策に取り組む。鈴之介は退院が決まってから慌《あわ》てて勉強を再開したが、大幅な遅れは明らかだった。

ある日、鈴之介は、父親の一男《かずお》にこんなことを言った。

「半年近く入院していたせいで、高校の勉強がしんどいねん。中学の時は入院していても院内学級があったから何とかなったけど、高校生は義務教育やないから支援がないやろ。勉強はついていけなくなるし、出席日数も足りなくなる。実際に、病院で知り合った同い歳《どし》の子の中には進級できんかった子もおるんや。高校生にも院内学級みたいなこととしてやれる仕組みをつくれへんかな」

鈴之介にしてみれば、退院間近な自分がそれを利用することはない。だが、小児病棟で知り合った後輩たちに自分と同じような不利益を被《こうむ》らせたくなかった。

一男はうなずいた。

「そうか。なら、鈴之介、おまえから市長に連絡してみたらどうや？　高校生にも院内学級と同じ制度をつくってくれへんかって頼むんや」

「ええアイディアやね……。そっか。俺の体験を市長につたえるんか。ありがと。ちょっと考えてみるわ」

一月の終わり、鈴之介は父親からの助言を踏まえて行動に出る。

大阪市役所のホームページに、「市民の声」と題して市民が行政に直接意見をEメールで送ることができる窓口があった。そこに、市長宛《あ》てに教育支援の改善を訴えるメッセージを書いて送信したのである。

内容は、高校生が難病になって入院した際、院内で勉強をつづけられる制度を設けてほしいというものだった。自らの闘病体験を書き綴《つづ》った上で、インターネットをつかって高校の授業を病室に届ける方法を提案したり、東京都では高校生を対象とした院内学級がつくられている現状を紹介したりした。

メールの一部を引用する。

高校生は、出席日数も関係してくるので病気の不安と進級の不安、また勉強の不安。たくさんの不安を抱えて「生きる」のはとても厳しく辛《つら》いものがあると思います。少しでも、一つでも緩和できると精神的にとても楽だろうと思います。どうか、一度考えてはいただけませんでしょうか？

鈴之介のEメールに最初に目を留めたのは、大阪市旭区の山本正広区長（当時）だった。彼は一読して市として早急に検討すべき内容だと判断し、大阪市長の橋下徹（当時）にメールの内容をつたえた。橋下も同じようにすぐに手を打つべきだと考え、鈴之介に対して返信メールを送った。

橋下は、市の不手際《ふてぎわ》を素直に認め、次のように支援を約束した。

久保田君、貴重なご意見を頂きありがとう。

市長として久保田君のこのような状況に思いが至らず、本当にごめんなさい。僕ら政治家は大きな話をしたがるけど、久保田君一人を救えないなら政治なんか要りません。これまで不便をかけて本当にごめんなさい。久保田君の意見で、同じような状況で困っている友達が、これからたくさん救われます。

久保田君、人生しんどいことがあっても頑張れば必ず報われる。人生捨てたもんじゃない。日本社会は捨てたもんじゃない。久保田君の頑張りは、文章から溢《あふ》れんばかりに伝わってくる。僕ももう一頑張りしないといけないと、エネルギーをもらったよ。今回の久保田君の行動こそ公の行動。勉強させてもらいました。人生なんて楽なもんじゃない。それでも価値がある。お互いに頑張ろう！

橋下はすぐに松井一郎大阪府知事（当時）に連絡し、大阪府教育委員会で長期入院をしている難病の高校生に対する支援策の検討をするように働きかけた。そして病院に非常勤講師を派遣するという学習支援制度を年度内にまとめ上げ、四月からの開始が決まった。

これは大きなニュースとなり、新聞やテレビで報道された。だが、橋下の言葉とは裏腹に、行政の動きは遅々として進まなかった。せっかく制度ができたのに、教育委員会は内容のない会議をくり返すばかりで実質的な開始が先延ばしにされたのだ。

鈴之介は三月に退院し、高校三年の四月から通学を再開した。放課後は剣道部の道場に積極的に顔を出して筋トレをしたり、部員にアドバイスをしたりしていたが、外来での治療はつづいていた。

そんな中、鈴之介は病院でたまたま会った臨床心理士の女性から、四月からはじまった高校生への教育支援制度がうまく機能していない実情を聞かされる。そこで彼は再び橋下にメールを送って現状を訴えた。橋下はメールでそのことを知り、即座に教育委員会に働きかけた。おかげで、この制度は六月から週三回六時間くらい非常勤講師を派遣するという内容での始動が決定された。

病院の関係者は喜んで、鈴之介に言った。

「ありがとう。鈴之介君のお陰で多くの高校生が救われたよ！」

一人の高校生のアイディアと行動が、行政を大きく動かしたのである。

そして鈴之介は、思わぬ形で自らその恩恵を受けることになる。新学期スタートからわずか一ヵ月後の五月、またもや鈴之介の体に異変が現れるのだ。何日か微熱がつづき、胸が苦しくて仕方がなくなった。再発を疑い、鈴之介は日曜日だったにもかかわらず、市総合医療センターへ行って精密検査を受けた。

医師から告げられたのは非情な言葉だった。

「再発です。入院して治療をしましょう」

治りつつあると思っていたがんは、ひそかに体内で増殖していたのだ。

鈴之介は再入院したものの、受験の日はどんどん迫っていた。鈴之介は医師になる夢をあきらめられず、病室で参考書を広げて勉強をした。そんな彼が利用したのが、四ヵ月前に自らが橋下に提案して実現した学習支援制度だった。

鈴之介は実際に利用したことで、この制度の盲点を実感する。薬物療法による激しい副作用のせいで、講師派遣の手続きをしても勉強ができない状態に陥ることが何度もあったのだ。副作用は、いつ、どのように現れるかわからないため、体調の良い日を予想して講師を依頼することができない。キャンセルするにしても、ベッドの上で悶絶《もんぜつ》しながらメールを打つのは大きな負担だ。

鈴之介がこうした体験を通して出した結論は、講師派遣制度より、院内学級の高等部の設置の方が患者にとってやさしいということだった。病院の中に院内学級があれば、体調の良い時に勉強ができるし、一々キャンセルのメールを打つ必要もない。鈴之介は再び行政に対して今回の体験をもとに院内学級の高等部の設置を求めるメールを送った。

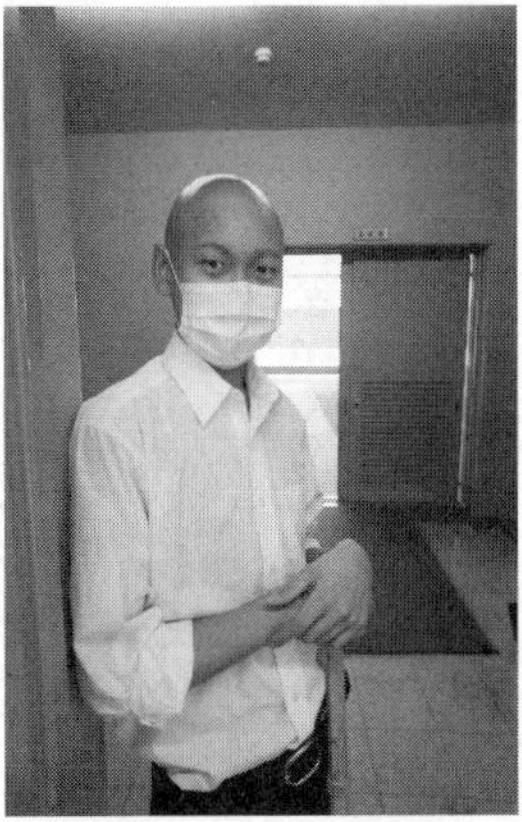
再発寛解後、母校の剣道場入口で。
久保田一男さんご提供

時を同じくして、市総合医療センターのすみれ病棟にはインターネットを活用して学習ができる自習室「ゴールドリボンe学習室」が新設された。NPO法人エスビューローの安道照子は、三年前から難病の子供に対するネットによる学習支援事業を行っていた。彼女が原に掛け合い、市総合医療センターにも導入してもらったのである。

原は言う。

「鈴之介君の活動は大阪の遅れていた学習支援を大きく前進させました。傍で見ていて活力のある少年であることはわかっていましたけど、たった一人の高校生の行動があんなにも社会を変えたのは驚きでした。

一般論になりますが、学校の教師は、病気の子と接することに不安を抱く傾向にあるんです。授業中に倒れるなど予期しない事態が起るんじゃないかとリスクばかりを考える。だから『病気が治るまで学校を休んでいいよ』と言って病気の子供を学校から遠ざける。子供は学校や社会と関係を断たれてしまいます。

僕はこれを防ぐために、患者の入院が決まると、学校の先生に来てもらって、患者への接し方を教えます。クラスメイトへの伝え方も示す。教師はわからないことだらけでしょうから、医師である僕らの方から働きかける必要があるんです。

小中学校なら義務教育なので教師も協力的なんですが、高校は学校によって難しいところもありますね。出席日数にせよ、補講にせよ、学校側が『うちのルールではダメです』と言えばダメなんです。それで進級や受験をあきらめる子供がたくさんいた。その部分を、鈴之介君が当事者という立場から声を上げてくれたことで、行政による改善につながったんです」

鈴之介のおかげで、高校生を取り巻く教育支援環境は改善されていった。だが、鈴之介の病気は悪くなる一方で、薬物療法の副作用も激しかった。嘔吐感、疼痛、不眠などの中で、鈴之介は勉強したくてもできず、模試の成績も上がらなかった。京大医学部進学の夢ははるかに遠ざかっていく。

ある日、鈴之介は両親に打ち明けた。

「俺、医学部じゃなくて、教育学部に進もうかな」

「学校の先生になるってことか」

「うん。再発がわかった時、学校の先生になかなか俺の気持ちを理解してもらえないことがあった。それで困っている高校生は他にもたくさんおるはずやから、病気に理解のある教師になるのもええと思ってる」

がんの再発がわかって入院することになった時、鈴之介は病院から学校に通って受験勉強をつづけたいと教師に話した。だが、教師には「病気が治ってから学校においで」と諭された。教師としては心配しての発言だったのだろうが、鈴之介は「病気が治るまで学校に来るな」と突き放された寂しさを覚えた。そんな経験から、彼は病気の生徒の気持ちがわかる教師になろうと考えたのである。

父親の一男は振り返る。

「闘病と受験勉強の両立は難しく、鈴之介の心は揺れて将来の目標も何回か変わりました。難病支援のＮＰＯをつくるって言いだしたこともありましたね。難病の子供への教育支援や、看護師や心理士の派遣事業などを考えていたようです。『俺が事業をはじめたら、お父さんが定年した後に雇ってあげるわ』なんて言ってました。原先生はじめ、病院の方にもいろいろと相談していたようです。なんとか病気を治して、社会に役立つ仕事につくんだという目標があったのでしょう」

夏を迎えた暑い日、一男は原に呼び出された。初めて鈴之介のいないところで話がしたいと言われたのだ。一男は不安な面持ちで訪れた。原は言葉を選びながら告げた。

「鈴之介君の病気ですが、進行を見るかぎり、このまま治療をつづけても完治できる見込みはありません」

耳を疑った。

「もう治らんいうことですか」

「はい」

「………」

「これから先、今までのような抗がん剤による治療を継続すれば鈴之介君の体をさらに痛めてしまいます。本人は苦しみながら最期を迎えることになる。これまで僕は、それをやって後悔してきたご家族をたくさん見てきました。その経験から言わせていただければ、鈴之介君に治療を無理強いすることはお勧めしません」

「もし先生のおっしゃるように積極的な治療をしなければ、鈴之介は今後どれだけ生きられるんですか」

「はっきりと断言はできませんが、おそらく三カ月から半年ほどでしょうか。治療を継続したとしても、さほど変わらないと思います」

事実上の余命宣告だった。

一男は頭が真っ白になった。鈴之介は今も必死になって病気と闘いながら、大学進学を目指している。息子は病気に打ち勝って社会に役立ちたいという一心で生きているのに、これ以上治療をしても助からないなんて……。

親としてこの提案を受け入れるべきなのか。受け入れるのは、鈴之介にとって良いことなのだろうか。

窓の外を見たが、七月の太陽は何も語ってはくれなかった。センター試験まで、あと半年だった。

第二ボタン

市総合医療センターのすみれ病棟で、紗輝は小学四年生になっても闘病生活をつづけていた。白血病の治療に目ぼしい成果が出ておらず、一進一退の状態だったのである。

病棟で開かれる十代の会で知り合った友達は快復して退院していくか、もしくは激しい闘病の後に亡《な》くなっていくかだった。半年以上も病棟でそんな光景を見ていると、果たして病院を出て小学校に通える日が自分に来るのだろうかという不安でいっぱいだった。

鈴之介ががんを再発させて病棟にもどってきたのは、そんな矢先だった。紗輝は鈴之介の病状を理解していたが、それでも初恋の人が傍にいてくれるのは心強かっただろう。この頃、紗輝は鈴之介のことを親しみを込めて「にい」と呼ぶようになっていた。

鈴之介は副作用と受験勉強で病室にいる時間が長かったが、たまに廊下ですれちがうと以前と同じように明るく声をかけ、ハイタッチしてくれた。ある日は、紗輝が好きなものしか食べないと聞いて、やさしく言った。

「紗輝ちゃん、健康になるためには、唐揚げだけやなく、野菜も食べなあかんぞ。俺も受験に向けてがんばってるんやから、紗輝ちゃんもがんばって食べような」

そう言われると、紗輝は嫌いな野菜でも目をつぶって食べようと心に決めた。

「うち、がんばるわ。だから、にいが高校卒業したら、うちに第二ボタンくれへん？」

「ボタン？」

「卒業したらつかわへんやろ」

「わかった。ええよ、ボタンくらいあげるわ」

紗輝は第二ボタンをもらえると聞いて飛び上がりたくなるほど喜んだ。こうした鈴之介とのやりとりの一つひとつが、彼女に生きる力を与えたのだ。

紗輝の母親の恭子も、同じ病棟に鈴之介がいてくれるのを心強く思っていた。恭子は次のように語る。

「スズ君ほど、人の気持ちを考える子に会ったことはありません。大人の私から見ても、スズ君は驚くほど心が強く、やさしい人でした。たとえば、私が娘の治療がうまくいかず思わず愚痴を漏らしたりするじゃないですか。そしたら、スズ君がそれを耳にして『お母さん、そんなこと言ったってしかたないよ。紗輝ちゃんを信じて前向きになろ』なんて励ましてくれるんです。彼からかけられた言葉に何度救われたことか。年下の子にも、大人にも自然体でそれができるのがスズ君なんです」

中でも恭子が非常に印象に残っていることがある。

ある日、病院側から紗輝は一時退院をするように勧められた。治ったわけではなく、自宅でしばらく経過を観察するということだった。紗輝はそれを聞いて、不満げな様子だった。恭子が理由を尋ねても、口をつぐんで答えようとしない。

恭子は困って、鈴之介に相談してみた。娘は退院が決まったのに、なぜあんなにふさぎ込んでいるのか、と。鈴之介は答えた。

「紗輝ちゃんは病院の外に行くのが怖いんやと思う。今回の一時退院は、経過を見るためのものやろ。紗輝ちゃんにしてみたら、病院という守られた世界から、外の世界に放りだされるような心境や。周りがその心細さをフォローしてあげれば、紗輝ちゃんも退院を受け入れてくれるんとちゃうやろか」

恭子も医療者も、紗輝は一時退院の許可が出れば喜ぶと考えていたが、患者の気持ちはそう単純ではないのだ。恭子はこれを聞いて、鈴之介は紗輝の心の奥底まで理解しているのだと改めて感心した。

恭子は言う。

「スズ君は闘病を通じていっぱいしんどい体験をしてきたから、あんなふうに紗輝や友達のことを考え、支えようとしたんやないでしょうか。私みたいに、スズ君に助けられた親は少なからずいるはずです。私は娘と接していて困ったことがあれば、今もスズ君を思い浮かべるんです。スズ君やったら、どういうふうに考えるやろうか、どういうふうにアドバイスするやろうかって。一つの指標になっているんです」

病棟の子供にとっても親にとっても、鈴之介はかけがえのない存在だった。だが、周囲の願いとは裏腹に、夏に原から余命宣告をされて以来、鈴之介の衰えは顕著になっていた。

十一月、鈴之介は固形物を口にすることができなくなった。おかゆのような流動食をスプーンで口に入れても飲み込めずに吐いてしまう。こうなると体はみるみるうちにやせ細り、受験勉強どころか、体を起こすのもつらくなる。

このままでは、死んでしまう。一男は覚悟を決めていたつもりだったのに黙って見ていることができなくなり、「点滴でもなんでもええので、栄養を入れてもらうことはできませんか」と頼んだ。

原は険しい表情で言った。

「もちろん、最低限のことはします。ただ、必要以上に栄養を入れても、鈴之介君にとってはしんどい状態がつづくだけなんです」

食べられないというのは、体がもはや受け付けていないということだ。無理に栄養を入れればわずかな延命にはなるかもしれないが、それだけ苦しみを引き延ばすことになる。一男は息子が人生の終着点に近づいているのを認めずにいられなかった。

十二月に入ってから、鈴之介は全身の耐え難い痛みを訴えるようになった。がんが全身に転移していたのである。一般的な痛み止めでは効果が乏しく、モルヒネのような強い薬を大量に使用しなければ眠ることもままならなくなった。

この場においても鈴之介は進学をあきらめておらず、学期末テストを受けるために半日でもいいから退院したいと訴えた。病院側は彼の意志を尊重して退院を認め、モルヒネを渡して「耐えられなくなったら使用するように」と言った。だが、モルヒネをつかえば、意識がぼんやりして試験どころではなくなる。鈴之介は試験の時にはモルヒネの使用をやめてほしいと訴えた。末期がんの疼痛に耐えてまで試験に挑もうとしたのだ。

緩和ケアに当たっていた多田羅は次のように語る。

「十二月の終わりから一月にかけて、鈴之介君は勉強どころか、眠れないほどの痛みがあったと思いますよ。実際にかなり大量のモルヒネを使用していました。それでも、試験の直前にこう言われたんです。

『テストでベストを尽くすためにモルヒネはつかいたくない』

彼の言いたいことはわかりました。でも、これまでの使用量を考えれば、いきなり止めれば離脱症状が出るのが自明でした。むしろ、テストをちゃんと受けるために、適した量に調整したモルヒネを使用した方がいいんじゃないかという思いがあった。僕はそれを鈴之介君に説明しました。彼がどのように受け止めてくれたのかはわかりません。

鈴之介君は大学進学をどこまで現実的に考えていたんでしょうかね。もしかしたら、万が一自分がダメでも、次につづく子供たちに何かを示したいという願いがあったのかもしれません。橋下市長にメールを送った時はもちろん、センター試験を受ける時の絶対にあきらめない気持ちは、多くの人につたわったはずです」

二〇一三年になり、ついにセンター試験が行われる一月を迎えた。この時期、鈴之介は喉《のど》が爛れて声のかすれがひどくなり、「あー」とか「うー」と返事をすることしかできなくなっていた。その日の体調によっては水さえ飲めず、両親にスプーンをつかってジュースで口を湿らせてもらった。

そんな容態になっても、鈴之介は大学進学の夢への歩みを止めようとしなかった。なんとしてでも高校を卒業して大学に進み、社会の役に立つ仕事をしたいという意志をもち、周囲の心配をよそにセンター試験に挑んだ。

一月十九日、センター試験の日が訪れた。鈴之介の試験会場は、吹田市の関西大学だった。だが、鈴之介にはもはや立ち上がるどころか、椅子《いす》にすわっている体力さえ残されていなかった。そこでベッド型の車イスを両親に押してもらいながら会場入りし、鈴之介だけの特別教室を一つ用意してもらった。

特別教室では、鈴之介が二名の試験官のもとで試験を受けることになっていた。試験内容や時間は他の生徒とすべて同じで、両親の立ち会いは認められない。試験開始直前に両親は鈴之介の車イスのベッドを上げて上半身を起こし、その後退出して隣の別室で待機する。鈴之介は痛みや吐き気をこらえ、鉛筆を握っているのもやっとの状態で試験問題を解いた。

一教科目の六十分間の試験が終わってチャイムが鳴った時、鈴之介はフラフラで意識を保つのがやっとという状態だった。チャイムと同時に両親が特別教室へ駆け込んで、車イスの背もたれを倒して休ませた。鈴之介は十分休憩の間に呼吸を整え、再びベッドを起こしてもらって次の教科の試験に挑む。

一男はそんな息子を見ながら、いつ倒れてもおかしくないと思っていた。できれば止めたかった。それでも、息子が最後まで大学進学を目指して生きることを選んだ以上、父親の自分には、その思いを尊重し、支えることしかできなかった。

一月十九日と二十日の二日にわたるセンター試験で、鈴之介はすべての試験を受け終えた。親からしてみれば、これだけで奇跡だった。一男は病院へ帰る前に、鈴之介を自宅に寄らせて、彼のために新しく購入したベッドを見せてやりたいと考えていた。家にもどってくれば、こんな居心地の良いベッドがあって、どれだけでもゆっくりとしていいんだよと言ってあげたかった。

しかし、特別教室を出た鈴之介の容態は、明らかに悪くなっていた。試験を終えて緊張が緩み、二日間の疲労がどっと噴き出したのだろう。声をかけても返事さえできない。一男は仕方なく家に帰らず、試験会場から病院へ直行することにした。

この翌日、鈴之介は危篤《きとく》状態に陥った。

一男は言う。

「息子には余命宣告の話はしていませんが、頭の良い子ですから、何もかも理解していたかもしれません。それでも、彼は将来の夢を捨てず、残っている体力をすべて絞り出してセンター試験を受けたんです。

試験後に倒れた姿を見て、私はLINEで息子の友人たちに病状をつたえました。命の危険が明らかだったからです。翌日から、学校の友達、中高生の会のメンバーたちが代わる代わる面会にやって来てくれました。男の子も女の子も、『大学受験頑張ろうな』とか『一緒に卒業しような』と口々に声をかけてくれた。一度に大勢の人が押し寄せて病室に入りきらない時もありました。最後の数日間は一時的に意識がもどった日もあって、鈴之介も友達とお別れすることができました」

一男は鈴之介から頼まれて、闘病の様子をビデオに収めていた。ビデオには大勢の友人が見舞いに来る光景が映っており、その中には紗輝が病室にやってくる場面もあった。

ビデオの中で、紗輝は母親に車イスを押してもらいながら病室に入ってきた。ピンクの毛糸の帽子をかぶり、膝《ひざ》にかわいらしい柄のブランケットをかけておめかししている。

病室では看護師や両親らがベッドの鈴之介を取り巻いていて、みんな紗輝に気づくと「紗輝ちゃん！」と声を上げた。それまで鈴之介は朦朧《もうろう》としていたが、声を聞いた途端に目を見開いてその姿を探した。車イスに乗る紗輝の姿を見つけると、どこにそんな力があるのかと思うほど大きな声で「やっほー！」と言って迎えた。かつて病棟の廊下や十代の会で、よく紗輝にかけていた言葉だった。

鈴之介の母親が言う。

「紗輝ちゃん、白いご飯食べたんやって。おつゆかけて食べたよ」

食欲がずっとなかったのに、がんばって食べたとつたえたのだ。鈴之介はそれに反応して言った。

「おー!」

そして枯れ枝のような細く黒ずんだ腕を伸ばして紗輝と握手をした後、三度ハイタッチをした。紗輝の努力をほめるために力を振り絞ったのだ。看護師も両親も、鈴之介が急に元気になったのを見て目を丸くする。この鈴之介の姿は、紗輝に命のバトンを手渡しているかのようだった。

それから間もなく、鈴之介は帰らぬ人となった。センター試験から十日後の一月三十日の夕方、鈴之介は病室のベッドで意識がなくなり、ついに目を開けることなく息を引き取ったのである。十八歳だった。

鈴之介の死の知らせは瞬《また》く間に友人から友人へと広がっていった。

中高生の会の初期メンバーである陽香は、一年前に市総合医療センターで亡くなった闘病仲間の母親からそのことを知らされた。電話がかかってきて「スズ君が亡くなったみたい」と言われたのだ。少し前に面会へ行って、「絶対にお互い治って生きていこうね」と励まし合ったばかりだったので、まさか、という気持ちだった。

陽香は我に返ると、中高生の会のメンバーに知らせなければと考えて連絡をした。すでに亡くなっていたり、遠くへ引っ越してしまった仲間もいたが、連絡先がわかる相手には全員につたえた。

　陽香は言う。

「まさか私がスズ君のお葬式に行くことになるとは想像もしていませんでした。再発のことは知っていましたけど、あのスズ君なら絶対に大丈夫っていう思いがどこかにあったんです。

　お葬式には、中高生の会のメンバー二人とつれだってお焼香しに行きました。そのうちの一人はスズ君を好きだって言っていた子です。スズ君と病院で一緒にすごしていた時は、あまり異性として意識していませんでしたが、亡くなったと聞いて初めて私にとってかけがえのない大切な異性だったんだなって感じました。もしかしたら恋愛対象として自覚できないくらい大きな存在だったのかもしれません。

　スズ君は大学進学を果たせませんでしたが、私はなんとか高校を卒業して今は大学に通っています。看護師になりたいんです。私はスズ君ほど頭は良くありませんが、医療の道に進んで難病で苦しんでいる子の役に立ちたいという気持ちは同じです。私が看護師になったら、スズ君や亡くなっていった仲間たちの思いも背負って働きたいです」

　他方、紗輝が鈴之介の死を知ったのは、その翌日だった。鈴之介の母親からメールで教えられたのだ。ちょうど紗輝はヘルペスをこじらせていたが、葬儀があると聞いていても立ってもいられず「お別れに行きたい」と言い、恭子とともに葬儀に参列することにした。

旭区にある葬儀場に来て、紗輝と恭子は驚いて立ち止まった。何百人という数の弔問客が列をつくっていたのである。クラスメイト、道場の友達、部活の仲間、闘病仲間……。通夜《つや》だけで千人を超す人が訪れ、その行列は道にまであふれ、警察が交通誘導のためにパトカーで駆けつけるほどだった。

会場には、鈴之介の元気だった時の写真が遺影として置かれていた。紗輝と恭子は線香を上げ、遺影の前で手を合わせて別れを済ませた。闘病生活を通じてこれまでいく度もの別れを経験してきたが、今回のそれはそのどれとも違い、心の中に大きな穴が開いたような喪失感があった。

紗輝は、同じ月に病状が落ち着いて正式に退院が認められた。家に帰り、五年生がはじまる四月から学校にもどるための準備をはじめたが、寝ても覚めても脳裏を過《よぎ》るのは鈴之介のことだった。励ましてくれたり、やさしくしてくれたりした記憶が蘇《よみがえ》り、毎晩のように涙が頬を伝った。

紗輝には、鈴之介のことで一つ心残りがあった。入院中に鈴之介がしてくれた学生服の第二ボタンをくれるという約束が果たされていなかったのだ。もう会うことが叶《かな》わないのなら、せめて第二ボタンがほしい。

恭子は娘の悲しむ姿を見る度に力になりたいと思った。三月の卒業式が終わった後、恭子は鈴之介の両親に連絡し、「紗輝がスズ君の第二ボタンをほしがっているのでいただけないでしょうか」と尋ねた。鈴之介の両親にしてみれば、貴重な遺品の一つだったはずだ。だが、両親は快く「ええですよ」と言ってくれた。

鈴之介の母親は第二ボタンを手渡す時、こんなことを言った。

「これで、うちは紗輝ちゃんの姑《しゅうとめ》やわ。鈴之介と同じように、うちもいつまでも紗輝ちゃんのこと大切に思ってるからな。がんばって生きてな」

紗輝は第二ボタンを大事に受け取り、これをお守りとして病と闘っていこうと誓った。

第五章 プロジェクト始動

ホスピス設立を願う人々

大阪市立総合医療センターの三階に、イベント会場「さくらホール」がある。四階までつづく二フロア分の高さがあり、約三百五十人を収容できるため、普段は講演会やセミナーに使用されていた。

二〇一〇年七月二十九日の十九時、このさくらホールで「こどものホスピスプロジェクト宣言」のシンポジウムが開催された。前年の十月に大阪市中央公会堂で行われた「子どものホスピス ヘレン&ダグラスハウス交流セミナー」に集まったメンバーが、シスター・フランシスの呼びかけを機に「こどものホスピスプロジェクト」を正式に立ち上げたのだ。

団体名に「ホスピス」とつけるかどうかは、メンバーの間でいく度も議論がなされた。日本でホスピスといえば、死んでいく人たちを看取《みと》る場という印象が強いため、利用者の幅を狭めてしまうのではという懸念《けねん》があった。

だが、ホスピスの語源は、教会が巡礼者に長旅の疲れを癒《いや》してもらうために一時的な休憩を与えることを示しており、欧米の小児医療の現場でもホスピスは看取りの場というより、家族や患者に休息を与える場という意味が大きい。メンバーはそれを踏まえ、日本のホスピスという言葉の概念を変えるくらいの勢いでがんばろうと、団体名を「こどものホスピスプロジェクト」とした。

さくらホールには、十六時半をすぎると、それぞれの勤務先での仕事を終えたメンバーたちが続々と集まってきた。かつて原純一が立ち上げた勉強会に参加していた人たちの他、患者の親、大学教授、NPO関係者、保育士、療法士、教師、企業経営者など、総勢百八十名もの人たちだ。

イベントが幕を開けると、壇上のスクリーンにはヘレン&ダグラスハウスの映像が流され、シスター・フランシスなど大勢の人たちからの祝辞が読み上げられた。会場にいた人々は、世界中から期待が寄せられていることを感じた。

多田羅竜平が登壇して、「こどものホスピスプロジェクト宣言」を行った。団体の趣旨として、次のような五つを宣言した。

・生命を脅《おびや》かす病気の子供たちと、その家族のパートナーとして活動する。
・子供たちのための緩和ケアを実践する。
・英国の小児ホスピスのガイドラインの目的を尊重した活動を行う。
・小児緩和ケア専門施設の設立を目指すとともに、地域での緩和ケアを実践する。
・国際小児緩和ケアネットワークの憲章を遵守《じゅんしゅ》し、全世界の関連施設、団体、人とともに小児の緩和ケアの発展を目指す。

五つの項目が示しているのは、プロジェクトの発足はあくまでスタート地点ということだ。その先には、ここで培《つちか》ったノウハウをもって、将来的に日本初の民間の小児ホスピスを設立して全国に広げていこうという目標があった。

こどものホスピスプロジェクトの理事会の名簿には、ここにいたるまでに尽力した人々の名前がつらなっていた。理事の一人にはエスビューローの安道照子の名前があり、常務理事には多田羅竜平、副理事長には原純一の名前が記されていた。

その中で団体の代表理事の欄には、これまでに見慣れない名前があった。高場《たかば》秀樹《ひでき》である。

高場はIT企業の経営者で、難病の長男を市総合医療センターに通わせていた。つまり、患者の父親という立場だ。なぜ、その人物が代表理事になったのか。

彼は、一九六八年に京都で生まれた。姉を含めて両親との四人家族だったが、高場は当時のことをあまり覚えていない。五歳の時に、両親が離婚したためだ。

その後、父親は別の女性と一緒になり、高場と姉を引き取った。一年後、父親と養母の間には異母弟が生まれたが、子煩悩《こぼんのう》な父親は子供たちを分け隔てなくかわいがった。ただ、農林水産省に勤めていた関係で二、三年に一度は転勤をしなければならず、町に慣れたと思ったらすぐに他県に引っ越すという生活だった。

高場が高校一年の時、家族に悲劇が起こる。父親がうつ病になり、自ら命を絶ったのである。農林水産省から文部省に移っていた時期で、仕事のことで悩んでいたのかもしれない。

高校生だった姉は進学をあきらめて就職し、高場はその年の冬から家を離れ、アルバイトをしながらアパートで独り暮らしをはじめた。二人とも養母に迷惑をかけたくなかったのだ。後に高場はこの時の体験から、「人は常に死と隣り合わせだからこそ、やるべきだと思ったことをその瞬間にやらなければならない」という考え方が身に付いたと語っている。

高校卒業後、高場はホテル日航大阪に就職した。三年間、ベルボーイとして働いたが、朝から晩まで働いて月給は手取りで十万円ほど。明るい将来があるとは思えなかった。

高場は二十一歳の時にホテルを辞めて東京へ行き、飲食店をプロデュースする会社に転職した。飲食店にマネージャーとして送り込まれ、経営を軌道に乗せる仕事だ。そこで彼は経営のいろはを徹底的に叩《たた》き込まれ、二十七歳でホームページ制作会社を起業した。

時代は一九九五年、インターネットの黎明《れいめい》期だったこともあって、事業は右肩上がりだった。高場は会社を軌道に乗せ、ヘルス事業など多方面に進出。三十代になった頃には、世間からも若手実業家として一目置かれる存在になった。

順風満帆な生活を送っていた三十九歳の時、高場は十五歳年下の女性と結婚した。本人はもちろん、周りの誰もが幸せな生活が待っていると信じて疑わなかった。だが、産後間もなく、長男の宗一郎に重い脳の障害があることが判明する。

一日に何度も激しいてんかんの発作が起こるので検査をしたところ、瞳孔《どうこう》に光を当てても、大きな音を聞かせても反応を示さなかったのだ。命にかかわる大きな発作が起き、度々ＩＣＵ（集中治療室）に運ばれた。医師は宗一郎を入院させ、検査と治療をつづけた。

病室には妻が泊まり込み、痰《たん》の吸引などを行った。親による二十四時間付き添いが必要な病院だったのだ。病室には他にも大勢の親が泊まっていたため、プライベートはまるでなく、咳《せき》一つすることさえはばかられた。

高場夫妻にとっては予期してもいなかった状況であり、いきなり濁流の中に突き落とされたような気持ちだった。わが子が死んでしまうのではないかという不安、病室での付き添いによる緊張とストレス、先がまったく見えないことへのいら立ち……。高場夫妻は精神的にも肉体的にも限界に達していた。

ある日、高場は負担を減らそうと、市総合医療センターへ宗一郎を転院させた。二十四時間付き添いの必要がないと聞いたからだ。

だが、ここで高場は医師から厳しい通告を受ける。はっきりと重度脳性麻痺《まひ》だと言い渡されたのだ。

「現在の医学では、宗一郎君に対する確たる治療法がありません。今後体が成長しても、知能の発達は見込めず、話すことも、立って歩くこともできないでしょう。呼吸を助けるために人工呼吸器をつけ、胃瘻《いろう》によって直接栄養を体内に送り込むことになると思います」

寝たきりの状態が一生つづくだけでなく、てんかんも完全には抑えられないという。高場と妻は医師の説明を受け入れられなかった。治療法がないというなら、体が弱っていくのを待つことしかできないということか。せめて親子でコミュニケーションを取れるくらいにまではしてあげたい。

日本でダメなら、海外で治療はできないか。高場は調べ回ったが、すべて徒労に終わった。先に現実を受け入れたのは、妻の方だった。宗一郎に快復の見込みがないなら、二人目の子供をつくらないかと言いだした。

だが、高場はそこまで割り切ることができなかった。次の子がまた同じ障害だったらどうするのか。今は宗一郎の看病を優先するべきではないか。

高場はもがき苦しむ中でついには新興宗教や霊感商法にまで手を出した。宗一郎の病気を良くしたいと思うあまり、合理的な判断ができなくなっていたのだ。

大阪市中央公会堂で行われた「子どものホスピス　ヘレン&ダグラスハウス交流セミナー」に誘われたのは、宗一郎が生まれて二年が経《た》とうとする日のことだった。ちょうど大きな発作を起こしてＩＣＵに入っていた時、担当医が高場に声をかけて誘ったのだ。高場は大した期待もせず、雨の降りしきる中之島の会場へ赴いた。

シンポジウムがはじまり、巨大スクリーンにヘレン&ダグラスハウスの日常が映写された。その中に、車イスに乗った肢体不自由の子供が、たくさんのスタッフに囲まれている映像があった。陽の光を浴びて嬉《うれ》しそうな笑みを浮かべている。傍らに付き添う親も解き放たれたようにリラックスして娘を微笑《ほほえ》ましげに見つめている。

高場にとってその映像は衝撃的だった。宗一郎のような子供がこんな幸福に満ちた表情ができるなんて。それに引き替え、今の自分たちは正反対だった。来る日も来る日も治療法を探し回り、新興宗教にまですがり、日々の体調の変化に一喜一憂している。

——こういうホスピスがあったら、宗一郎をつれて行ってみたい。そしたら、この家族のように、病気を抱えながらも笑顔で生きていけるのではないか。

シンポジウムが終わった頃、高場は小児ホスピスの完成を切望する一人になっていた。

少しして、高場は原たちシンポジウムの開催にかかわったメンバーと会う機会があった。彼らはシスター・フランシスの言葉を受けて、小児ホスピス設立に向け熱い議論を交わしていた。高場は原たちの熱い思いを感じ取り、こう言った。

「ヘレン&ダグラスハウスの取り組みを知ってまったく別の世界が開けました。日本でホスピスを設立するにあたって、僕に何かできることがあればやらせてください」

高場はこれまでの会社経営の経験から、組織の立ち上げや運営には自信があった。その部分なら力になれる。

原たちにとって、この提案は渡りに船だった。民間の小児ホスピスは病院の医療と切り離されていなければならず、ゆくゆくは財政的にも人材的にも独立させなければならない。原たちに欠けていたのは、高場がもつ組織運営のノウハウだった。

数カ月後、原は関係者と協議を重ねた上で、高場のもとへ行ってこう頼んだ。

「ホスピス設立に向けて、プロジェクトを立ち上げます。私たちは運営のやり方がわかりません。高場さんに代表理事になってもらいたいと思っているのですが、いかがでしょうか」

「僕でよければ全力でやります。やらせてください」

こうして高場はこどものホスピスプロジェクトの代表理事に就任が決まったのである。

高場はこの時の気持ちを次のように語る。

「シンポジウムに出席して心を動かされたのは、イギリスのような、ホスピスが当たり前の社会が存在するということでした。そんな社会があると想像したことがありませんでした。そして、今の日本がそうでないのならば、僕自身が日本を変えていきたいと思って、プロジェクトに深くかかわらせてもらったのです。

プロジェクトの主要なメンバーは原先生や多田羅先生など医療関係者が多く、その中で僕は異業種の人間でした。だからこそ、僕の役割ははっきりしていました。つまり、ホスピスの設立です。僕には医療の技術はありませんが、資金繰り、人材選び、建物の確保といったノウハウはあります。僕が取り組むべきは、民間の小児ホスピスを完成にこぎつけ、運営していくことだったのです」

二〇一〇年十二月、こどものホスピスプロジェクトは、一般社団法人として正式に登録された。ホスピスの設立を願う人々にとっては、念願の一歩だった。

残された時間を豊かに

心斎橋にあるオフィスビルに、高場の経営するIT関連企業が入っていた。室内にはきれいなデスクが並んでおり、若い社員たちがパソコンと向き合って、キーボードを叩いている。シンプルなインテリアに、社員たちの私服姿は、いかにもIT企業といった雰囲気だ。

このデスクの一つが、こどものホスピスプロジェクトの事務局だった。プロジェクトをスタートさせたものの、運営資金はわずかな助成金や寄付で賄《まかな》わなければならなかったことから、高場の会社のデスクを一つ借りたのだ。かかる費用の大半は彼の持ち出しだった。

デスクで事務を任されていたのは六十二歳の小林喜美子だった。小林は市総合医療センターの小児科の秘書をしていたが、大阪市中央公会堂のシンポジウムで受付の手伝いをした縁から、退職後にここでアルバイトをすることになった。初めは週四日の約束だったが、いつの間にか平日は毎日出勤していた。

小林は警察官をしていた父親のもとで育った四人きょうだいの次女だ。生粋《きっすい》の大阪っ子で、どんな人にでも胸襟《きょうきん》を開いて明るく、熱心にしゃべる。六十代になった今は、失礼ながら「おせっかい好きで感じの良い関西のおばちゃん」だ。勤務中もじっとしているのが苦手で、パソコンに向かっている若い社員たちに「みんな、静かやなー」と声をかけて回ったり、菓子を配り歩いたりした。

任されていたのは、プロジェクトの経理や家族への連絡といった業務だ。プロジェクトには高場や原たち理事らの他に、看護師や保育士や保健師など数十名のボランティアがメンバーとして名前をつらねていた。多くが大阪市中央公会堂のシンポジウムに参加して志を一つにした人たちだ。

プロジェクトの活動は、主に次の通りだ。すべて参加費は無料で行った。

・わくわくタイム
・わくわくプレスクール
・ユニクロ一日店長
・訪問支援
・小旅行支援（トラベルメイト）

「わくわくタイム」は、関西国際大学の尼崎キャンパスにある広いプレイルームを借りて行う遊びのイベントだ。プロジェクトに登録しているボランティアの他、同大学の学生たちが集い、総勢二、三十人で催しを行う。学生たちの多くは教育学部に属し、学びの一環として参加していた。

催しの内容は、その日によってちがう。秋には運動会を開催し、冬にはクリスマス会をする。夏にはお祭りを開催し、ボランティアたちが数人一組で金魚すくいなど〝出店〟を開いて、盆踊りをする。季節ごとの大きなイベントでなくても、かけっこ、工作、粘土細工、歌など毎回工夫を凝らした企画が用意された。

幼い子供たちのお気に入りは、「はらぺこあおむし」の劇だ。絵本の物語を土台にして、透明のビニール袋をつなげて中に風船などを入れ巨大なあおむしに見立て、床に置いたフルーツやケーキのオモチャをどんどん食べさせていく。やがてあおむしは食べすぎでお腹が痛くなって苦しみはじめる。そこに白衣を着た医師が現れ、聴診器をはめて真剣に治療をする。すると、あおむしは元気になって美しい蝶々《ちょうちょう》になって飛んでいく。子供たちは、この物語に病気の自分を投影して感動するのだ。

　とはいえ、子供たち全員が遊びに溶け込めるわけではない。子供たちの中には病院以外の場所で人と遊んだ経験がなく、どうやって大勢の輪の中に入ればいいのかわからない子もいる。小林はそんな子を見つけては声をかけるようにした。

　ある日、彼女は入り口でもじもじしている子供がいるのを見かけ、歩み寄って言った。

「寒かったのに、よう来てくれたね。元気そうやん！　ほら、おばちゃんと一緒に見に行ってみようか」

「でも……」

「みんな楽しいお姉ちゃんやお兄ちゃんばかりやで。ほら、おいで」

　小林はそう言って子供の手を引いてボランティアたちのもとへつれて行き、「この子と仲良うしてやって！」と言う。するとボランティアや他の子供たちも話すきっかけをもらって輪の中に招き入れる。

　子供たちは遊びたい盛りなので、仲良くなるのに時間はかからなかった。病院では遊びが制限されているぶん、体調が良い時に遊べるだけ遊ぼうと、大きな声を出してはしゃぎだす。普段は病院で甘えることができないので、ボランティアの女性の膝《ひざ》に乗って離れようとしない子や、男子学生に何度も〝高い高い〟をしてくれとねだる子もいる。病院ではできないことができるのが嬉しいのだ。

　午前中いっぱいボランティアと遊んで昼食をとった後は、映画の上映会だ。プロジェクターで天井に映画を映し出し、みんなで床に横になって鑑賞する。子供たちの中には、お腹《なか》いっぱいになってうたた寝をする子も多い。

　こうした催しには、子供を楽しませるためだけでなく、親に休息をとらせる目的もあった。親は長い間片時も子供から離れることができず緊張がつづいている。そんな親に数時間でも休んでもらおうと、イベントの最中は他所《よそ》へ行ってもらった。

　だが、親たちは四六時中子供の傍にいるため、離れて好きにしていいと言われても逆に戸惑ってしまう。小林はそんな親の肩を叩いて大きな声で言う。

「お母さん、若いな。うちの娘と同じくらいやないの。街に行けば楽しいことはなんぼでもあるやろ。旦那《だんな》と久しぶりにデートしに行ってもええし、神戸のブティックへ行ってもええし、なんかおいしいもんでも食べて来てもええし。半日自由にすごしてきたら、十歳くらい若返って元気になるで！」

小林にそんなふうに言われると、母親は勇気をもらい、「ほんまですよね。じゃあ、ちょっと行ってきます」と嬉しそうに外へ出かけるのだ。

二つ目の「わくわくプレスクール」は、特別支援学校である光陽支援学校の一室を借りて行うイベントだ。ここでは子供の遊びや学習支援の他、親向けのイベントも開催していた。懇親会やアロマづくり教室を催して、仲良くなってもらうのが目的だ。

親同士は病院で顔を合わせて短い雑談はしても、退院後まで連絡を取り合うことはあまりない。だが、当事者同士で日常の些細《ささい》な愚痴をこぼし合って気が晴れることも少なくない。親と親をつなぐことが家族支援になるのだ。

これらとは別に、患者と社会の交流を促すプロジェクトもあった。それが、三つ目のユニクロとのコラボレーション「一日店長イベント」だ。

イベントでは、毎回三名ほどの子供がユニクロの店舗に招待され、「一日店長」として仕事を教わる。レジ打ちをやってみたり、インカムをつけてしゃべってみたり、お客さんへの対応をしたりする。自分たちがお客さんになって、好きな服を買うこともできる。

子供たちに人気なのが、マネキンコーディネイトだ。好きな服でマネキンを装《よそお》わせ、店頭に飾る。難病のせいで社会と接点をもてなかった子供たちにとって、自分が決めたコーディネイトがお客さんの目に触れ購入につながる体験は新鮮だ。

小林の印象に残っているのが、十二月の寒い日に、梅田駅近くにあるユニクロOSAKA店の最上階で開かれたイベントだ。参加者は小学生の男の子二名、高校生の女の子一名の合計三名だった。みんな市総合医療センターで治療を受けている小児がんの子供たちだった。

この日も、小林はスタッフとしてイベントに参加し、積極的に子供や両親に話しかけて空気を和らげた。ここで親しくなったのが車イスに乗る高校三年生の松下明美（仮名）だ。医師の話では、がんがかなり進行していて三カ月後の卒業式まで命がもたないだろうという。

明美はマネキンコーディネイトを楽しみながら、傍にいた小林にふとこう言った。

「私、音楽グループのAAA《トリプル・エー》が好きなんです。いつかコンサートへ行きたい」

小林は答えた。

「なんかかっこええグループ名やな。イケメンがたくさんおるんか？」

「メインボーカルは女性ですけど、他は男性でかっこいいグループですよ」

「今度、おばちゃんにＡＡＡの歌で一番ええのを教えてや。ＣＤ買って聞いてみるわ。一緒にファンになってしまうかもな」

小林は明美のことが気に入り、一緒に来ていた母親と連絡先の交換をした。

その日以来、小林は折に触れて明美を思い出しては、ショートメールを送った。

「ＡＡＡの歌がテレビで流れてましたよ」「具合はどうですか？」「桜の季節が近づいてきましたね」……。

プロジェクトでは、イベント以外で患者と個人的に連絡を取り合うのは控えることになっていたが、小林にとってはどうでもよかった。イベントでの笑顔を思い出し、今も病魔と闘っていると考えると、何かせずにはいられなかった。明美も母親も、小林からの連絡がうれしく、毎回のように長文のメールを返してきた。

三月になり、卒業式の日が近づいた。小林は思い切って母親に言った。

「卒業式ですね。おめでとうございます。お花をプレゼントしたいので、もって行ってええですか」

医師から春を迎えられないと言われていたのに、ここまでがんばったことを褒めてあげたかった。

小林は大きな花束を買って最寄り駅まで行った。父親が車で迎えに来てくれて、自

宅へとつれて行ってくれた。寝室に入ると、明美はベッドで寝間着姿で横になってい
た。十二月に会った時にくらべると、目に見えて弱っていて、顔が黒ずみ、しゃべる
力もなかった。
小林は、励ました。
「ほんまがんばってるな！　卒業式おめでとうな。これで晴れて大人の女性や。おば
ちゃん、ＡＡＡがテレビに出てるの見たで。また元気になったらＡＡＡの話しよう
な！」
明美は横たわったまま微笑んだ、これが最後だった。
六月のある日、小林に、「明美ちゃん、残念ながら亡《な》くなったよ」と教えてくれた
のは、医師の原だった。覚悟はしていたが、いざそう言われると胸がつまった。
その日、小林は明美の親に連絡をして、葬儀に駆けつけた。葬儀の会場には、明美
がまだ元気だった頃の写真がたくさん飾られていた。弔問客には同窓生らの姿もあっ
た。
小林は会場に並べられた写真を一枚一枚見て回った。写真の中の彼女は、十代の子
らしく無邪気に笑ったり、おどけた表情をしたりしていた。輝くような若々しい姿に、
本当はこんなおちゃめな子やったんや、と思わずにいられなかった。自分が知ってい

るのは、闘病中の一面にすぎなかったのだ。

——一度でええから、こんな明るい彼女と楽しい話がしてみたかったな。

小林はそう思いながら線香を上げた。そっと葬儀場を後にしようとすると、母親から声をかけられた。

「小林さん、今日は来てくれてありがとうございます」

母親は深々と頭を下げ、小林がどれだけ娘や自分の支えになったかを語った。小林は母親の顔を見ながら、こどものホスピスプロジェクトで子供とつながることの意義を改めて感じた。

小林は語る。

「あの日、ユニクロに来ていた三人の子のうち二人はもう亡くなりました。でも、あいう子たちとの出会いがあって、声掛けの重要性に気づきました。『よう来てくれたね』とか『また今度お話しようなぁ』とか些細な言葉でええんです。それで子供たちとつながることができれば、私みたいなおばちゃんだって彼らの心の支えになれる。こどものホスピスプロジェクトは、そんな小さなつながりを一つひとつつくっていく試みだと思っています」

また、プロジェクトは、症状が重くて外出ができない子に対して「訪問支援」も行っていた。ボランティア二名が一組になり、難病の子供の自宅を訪れて一緒に遊ぶのだ。

市総合医療センターで働いていたホスピタル・プレイ・スペシャリストの山地理恵も、このプロジェクトに参加した。彼女も、大阪市中央公会堂でのシンポジウムに出席して感銘を受け、忙しい病院勤務の合間を縫ってボランティアの一員に加わったのだ。

山地が訪問支援で派遣された先の一つは、二歳の女の子の家だった。市総合医療センターの患者で、長期にわたってNICUで治療を受けた後、人工呼吸器をつけて退院できるようになったが、体の一部に麻痺が残っていて思うように外出ができなかった。母親も見舞いや内職に追われ、心身ともに疲労が蓄積しているのが見て取れた。

担当医は次のように言った。

「あの子は口は動くから、しゃべれるはずなんや。けど、ずっと入院していたからしゃべろうとせえへん。訪問支援で楽しい雰囲気をつくって、本人が声を出したいって気になるように働きかけてくれへんやろか」

プロジェクト側はそれを受けて、遊びのプロである山地と、音楽療法士の女性二人を自宅に派遣した。目標は、小学校に上がるまでに人と触れ合う体験を重ね、少しでも話ができるようにすることだった。

家に着いた山地たちは、女の子と遊びを通じて心を通じ合わせようとした。音楽療法士の女性は持参した楽器を弾いて、女の子にも奏《かな》でさせた。音楽に触れることで、自己表現の楽しさに目覚めるかもしれない。

山地の方は、女の子の指が少しだけ動いたので、紙皿に貼《は》り絵をしようと誘った。初めは乗り気でない様子だったが、きょうだいがやっているのを見ると、触発されたように手を動かしはじめた。

山地は言う。

「こどものホスピスプロジェクトの訪問支援をして感じたのが、やはり退院後のケアの手厚さが子供のQOLにつながるということでした。病院は治療のための場所なので、治療が終わったら家に帰らせようとします。家族は日常のことを任されますが、素人《しろうと》なのでどうしていいかわかりません。

そんな時、専門の人が在宅訪問による支援をすれば状況はちがってきます。この女の子は遊びを通して音楽や工作の楽しさに目覚め、家族もその間自由にすごすことができた。他の家族にもこういう時間をつくってあげたいと思いましたね」

プロジェクトの取り組みの中で、もっとも人気が高かったのが、年二回の「小旅行支援（トラベルメイト）」だ。プロジェクトのメンバーと日帰り旅行に出かけるというもので、行先はバーベキュー、東大寺、それにユニバーサル・スタジオ・ジャパン（USJ）などだった。

これが実現したのも、大阪市中央公会堂でのシンポジウムが縁だった。シンポジウム開催にあたって、多田羅は会場に、「ウッディー・ウッドペッカー」をウェルカムキャラクターとして呼ぼうと考え、ユニバーサル・スタジオ・ジャパンの関係者に相談した。

その打ち合わせの最中、少し前にユニバーサル・スタジオ・ジャパンで難病の子供のお客さんが体調を崩したので救急車を呼んだところ、搬送先の病院がなかなか決まらなかったという話が出た。多田羅は、「それなら僕が窓口になるので、同じことがあったら市総合に連絡してください」と話した。

これが縁になり、プロジェクトが始動してからは、ホームページの作成費用などを支援してもらっていた。そうした流れの中で無料招待の申し出があり、小旅行支援を開始したのだ。

一回の招待で行けるのは、四、五名だった。希望者が多かったので、プロジェクト側は病気が重く治癒《ちゆ》の見込みが立たない子供を優先した。

当日は、家族が車でユニバーサル・スタジオ・ジャパンまでつれて行くことになっていた。入り口でボランティアと合流し、職員に同行してもらいながらアトラクションを回る。子供が「ここへ行きたい」と言えば、職員の手配で優先的に入れてもらえた。

これに参加した山地は語る。

「毎回何人かのボランティアが付き添いに来ていましたが、ドクターやナースも必ず参加していました。容態が悪い子が多かったので、何かあった時のためにとの配慮からそうしていたようです。もちろん、ドクターもナースもボランティアです。

こうしたことができるのは民間のプロジェクトならではだと思います。病院が同じことをやろうとすれば、健康に配慮して規制がかかったり、付き添いの人たちへのお給料が発生するので、実現するのは難しいと思います。民間団体のボランティアだからこそできる活動なんです」

これが、民間団体である優位性なのだ。

小児がん拠点病院

こどものホスピスプロジェクトが活動を開始した頃、市総合医療センターに勤める原たちは小児医療の現場を変えるべく新たな一歩を踏みだしていた。

原にとって目下の課題は、小児がんの子供たちの治療環境の改善だった。すでに述べたように、二〇〇六年のがん対策基本法の成立によって日本のがん治療の現場は大きく変化していた。全国には国立がんセンター（現・国立がん研究センター）を頂点にした「がん診療連携拠点病院」が三百カ所以上設けられ、各病院が連携して診断や治療の底上げを図ることで、どの地方でも一定レベルの医療を受けられる仕組みができていた。その一環として、がん患者に対する緩和ケアも組み込まれていた。

しかし、こうした中で小児がんの子供だけが取り残されていた。がん対策基本法は成人のがん患者に対する対策が主な対象で、小児がんに関する環境改善は後回しにされていたのである。患者数が成人にくらべて少ないのが原因だった。

とはいえ、原は小児がんの子供たちにも同じような治療環境を用意するべきだと考えていた。日本中の難病の子供たちが、専門性の高い病院で適切な治療を受け、家族支援も行える仕組みをつくる必要がある。

二〇一〇年、原はどうすれば国を動かすことができるかと毎日のように悩んでいた。

そんなある日、難病の子をもつ報道関係者から提案を受けた。国立がんセンター名誉総長の垣添忠生《かきぞえただお》に会いに行き、小児がん患者への対策を頼んでみないかというのだ。

当時、垣添は厚生労働省のがん対策推進協議会の会長でもあり、国を動かす力がある。原は報道関係者らとともに、垣添が会長を務める日本対がん協会の事務所を訪れた。そこで垣添に会い、直に小児がんの治療にも拠点病院の設置などの改革が必要であると訴えた。

垣添は原の意見を聞いて答えた。

「がんの子供の支援が足りないことは理解していますし、これから取り組まなければならない課題だと思います。どのように集約化していくべきなのか、具体的な話を進めていくべきでしょう」

がん対策基本法に基づいてつくられたがん対策推進基本計画は、五年を一期とする計画だった。二〇〇七年からの第一期は成人向けの対策が優先されていたが、二〇一二年からの第二期には小児がんも盛り込まれることになった。

二〇一一年から、原は厚生労働省が立ち上げた第3次対がん総合戦略研究事業に参加した。研究班「がん対策推進基本計画とがん診療連携拠点病院の小児がん診療体制への適用に関する研究」の研究代表者に就任し、小児がん治療を集約化させる具体案を取りまとめた。

原が代表を務める研究班には、同じ市総合医療センターの多田羅の姿もあった。まず彼らは小児がん患者を受け入れている全国の病院や患者家族にアンケートを実施するなどして小児医療の問題点を浮き彫りにした。

家族の経済的負担はどれほどなのか。病院の医療体制に対する不満は何か。治療や検査への不満は何か――。

さらに原は多田羅らとともに二度にわたってイギリスへ視察に行った。ヘレン＆ダグラスハウスや小児病院を回って先進的な取り組みを調べ、日本の小児医療改革の参考にしたのである。

原は言う。

「イギリスの小児医療のことは知識としては知っていましたが、実際に行って見ると日本よりはるか先を行っているという実感でした。イギリスでは十七の小児がんの拠点病院がつくられていて、それぞれに高い技術をもった専門医が配置されており、小児の緩和ケアチームがあるんです。患者が退院した後も、看護師らが定期的に家を訪問して小さな問題を一つひとつ解決するフォロー体制が整っていた。

感心したのは、病院が民間のホスピスと上手に連携していることでした。病院が一から十までできるわけじゃないので、任せられるところは民間のホスピスに任せ、フォローできるところはフォローする。そうしたシステムがきちんと整っている。もし日本で子供のホスピスをつくるなら、そうした連携は欠かせないと感じました」

原たちはこうした調査や視察を重ねて研究報告をまとめ、日本における小児医療のあり方を提案した。

時をほぼ同じくして、市総合医療センターでは、小児の緩和ケアに関する大きな一歩が踏み出されていた。ユニバーサル・スタジオ・ジャパン側から新たなプロジェクトがもち掛けられたのである。

同社では、二〇〇六年から合同会社を設立して社会貢献事業「ＵＳＪドリームウィーバーズ」をはじめていた。チャリティーイベントなどで集めたお金を福祉や医療の分野に寄付していたのだ。ある日、担当者が多田羅に対して、この事業を通じて難病の子供の支援をしたいと言ってきた。多田羅は答えた。

「うちの病院に子供のための緩和ケア病室をつくってもらえませんか。子供が家族とともに安らかに最期《さいご》を迎えられる病室を用意してあげたいんです」

この要望が通り、市総合医療センターに日本初の小児専門の緩和ケア病室が設置されることになった。

二〇一二年九月二十四日が、待ちに待った小児緩和ケア病室のオープンだった。市総合医療センターの最上階（十八階）にある緩和ケア病棟の一角に完成したその部屋は、「ユニバーサル・ワンダー・ルーム」と名づけられた（左頁《ページ》の2点）。

この部屋はおとぎの国をイメージした夢のような空間だった。壁にはセサミストリートのキャラクターやスヌーピーが描かれ、クッションや枕《まくら》カバー、それに洗面所の鏡まで様々なキャラクターで埋めつくされている。DVDプレイヤーやテレビゲームも用意されている。病室全体がレジャー施設のようになっていて、家族から親戚《しんせき》、友人までが楽しくすごせるようになっていた。

なぜ緩和ケア病棟の中に小児専門の部屋が必要だったのか。多田羅は説明する。

「小児科病棟は、一般の病棟とくらべて非常に規則が厳しいんです。感染症予防の観点から、きょうだいは立ち入ることができないし、友達だって会いに来られません。親がつくった食べ物を自由に口にすることも許されない。でも、子供ってよく『ママがつくったご飯を食べたい』って言いますよね。本心じゃ、家族を求めているんです。

もし小児の緩和ケア病室があれば、こうした子供の願いを叶《かな》えることができる。きょうだいと同じソファーにすわってゲームをする、友達やガールフレンドを招く、ベッドでお母さんがつくったお弁当を家族みんなで食べるといったことです。

小児の緩和ケア病室があれば、子供のQOLは格段に上がります。子供が家族に囲まれて、ごく普通の子供として生きることができる。小児の緩和ケアを充実させるに

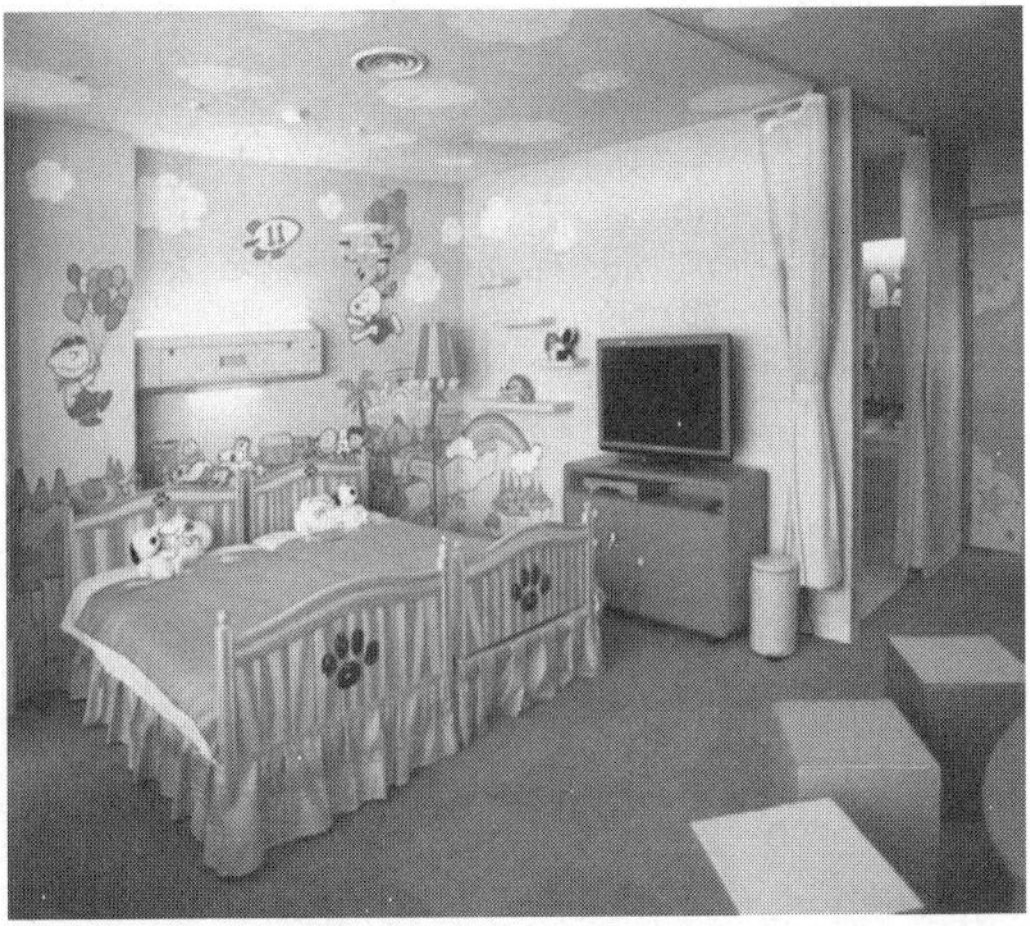

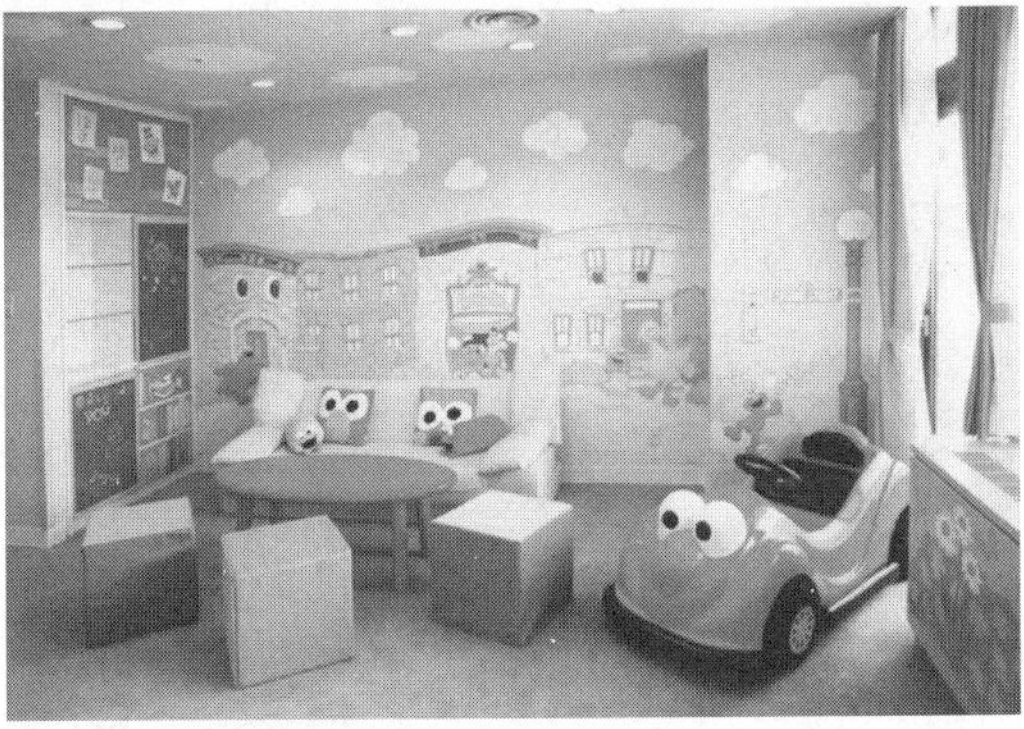

は、必要なものだと考えたんです」

ユニバーサル・ワンダー・ルームの完成前から、多田羅は緩和ケア病棟でもう一つの新しい試みをスタートさせていた。毎週月曜日の昼下がり、病棟の一角での小さな音楽会の催しだ。

音楽会は、緩和ケア病棟の人たちを集めて一時間ほど行われた。音楽療法士の女性が、楽曲リストを患者に配り、その場で要望を聞いてポップソングから演歌まで演奏する。患者は聴くだけでもいいし、歌詞を見て一緒にうたってもいい。多田羅もギタリストとして演奏に加わった。

参加は自由だ。一人で杖《つえ》を突いてやってくる中年の患者、息子に車イスを押してもらいながら参加するお年寄り、看護師に支えられる三十代の患者。

難病の子供が親と一緒にくることもある。曲のリストには「アンパンマン」「ポケモン」「ドラえもん」などの主題歌もあり、演奏に合わせてうたったり、リコーダーを吹いたりできる。

子供がうたえば、親も一緒に肩を揺らしてうたう。周りの大人たちも手拍子をする。演奏の後に拍手が沸き起こって、アンコールがはじまることもある。そうした時間によって、人々の心は安らぐ。

多田羅はこう話す。

「僕は中学の頃からずっとバンドをやってたんです。大学時代は、今はミャンマーで音楽活動をやっている仲間とデュオを組んで日本中のライブハウスを回ってライブをしてました。そんな経験があるんで、音楽で患者さんを幸せにする時間をつくろうとしたんです。

音楽はええですよ。患者さんはうたうことで見違えるように元気になるし、他の参加者とも一体になれる。聴きながら感極まって涙を流す人なんかもいます。それまで仲が悪かった親子が絆《きずな》を深めることもある。

緩和ケア病棟で聴く音楽には、僕らが想像する以上の力があります。患者さん一人ひとりの残された時間が、それによって少しでも輝いてほしいと思いますね」

二〇一二年、市総合医療センターに待ちに待った知らせが届く。厚生労働省が発表した「第二期がん対策推進基本計画」に、原や多田羅たちが切望していた「小児へのがん対策の充実」が盛り込まれたのだ。

この計画の重要な要件の一つとして明記されたのが、小児がん拠点病院の設置だった。成人と同じく、全国に小児の拠点病院をつくり、そこで専門的な治療を行えるようにするというものだった。

その前年、厚生労働省は、日本全国から小児がん拠点病院を募集して、その選定に取りかかっていた。全国三十七の病院から応募があり、翌年、その中から十五の病院を小児がん拠点病院として選びだした。


小児がん拠点病院には、専門的な治療だけでなく、「緩和ケアの実施体制」や「長期フォローアップ体制」が求められ、その充実のため年間二千万円ほどの助成金が出る。治療だけでなく、小児緩和ケアや治療後の支援の重要性も認められたのである。

大阪では二カ所の病院が小児がん拠点病院と定められた。そのうちの一つが、市総合医療センターだった。名実ともに、市総合医療センターは関西における小児がん治療の拠点としての役割を担《にな》うことになったのだ。

ホスピス訪問を夢見る少女

医療現場で緩和ケアや長期支援が重要視されたことで、こどものホスピスプロジェクトの活動の幅は順調に広がりつつあった。医療関係者や親が、プロジェクトが行う支援を求めだしたのである。

原や高場らプロジェクトの中核メンバーは、プロジェクトの活動とは別に、ホスピスの建設に向けて具体的に動きはじめていた。費用集め、場所の選定、専属スタッフの募集などを一つひとつ手掛けていた。ボランティアのメンバーも、利用者も、それを聞いて完成の夢を膨らませた。

そんな中、プロジェクトに参加していた一人の少女が亡くなった。ホスピスで遊ぶのを楽しみにしていた喜多優希菜《きたゆきな》だ。

二〇一一年四月二日、大阪市内で優希菜は生まれた。両親は三十代半ばで授かった初めての娘とあって、目に入れても痛くないほど溺愛《できあい》した。

優希菜の体調に異変が起きたのは、二歳になって間もなくだった。ゴールデンウィークに予定していた淡路島旅行の直前、母親の直子が優希菜をお風呂《ふろ》に入れていたところ、お尻《しり》と腰の間にしこりがあるのに気がついた。

「ここ痛くない？」

直子がしこりを触っても、優希菜はきょとんとするだけで痛そうな素振りを示さない。

後日、直子はしこりが気になって、優希菜を県立病院へつれて行った。血液検査では、異常なしとの診断が出た。ホッとしたのも束の間《つかのま》、日数を経るにつれてしこりはどんどん大きくなっていく。やはり深刻なものではないかと考え、今度はＭＲＩを受けると、医師からはすぐに入院して精密検査を受けるよう言われた。

数日後、医師から呼び出された直子はこう告げられる。

「横紋筋肉腫《おうもんきんにくしゅ》です。小児がんの一つで、ステージⅢです」

ステージⅢとは四段階のうちの三段階目に当たり、リンパ節への転移にまで進展している非常に危険な状態だ。

「優希菜は治るんでしょうか」

「一般的な生存率としては三十%ほどとされています」

「三十%……」

「あくまで一般的な生存率です。何%であろうとも、この子にとっては治るか治らないか、つまりゼロか百かしかありません。百を目指してがんばりましょう」

直子はそう言われたことで、優希菜を助けるために前向きに治療に取り組む決意を固めた。

当初、優希菜は県立病院で治療を受けていたが、途中から大阪市立総合医療センターに転院が決まった。直子は転院した時の印象をこう表現する。

「市総合の方が、設備やサービスが充実している感じがしました。ベッドの横のカーテンは透明で広々としているし、生のフルーツも食べることができる。大きなプレイルームもあって、外出も自由にさせてくれる。保育士さんも毎日のようにベッドサイドに来て遊んでくれました。優希菜もすぐに慣れて喜んでいました」

原たちが取り組んだ病院改革の成果は、患者が実感できるまでになっていたのだ。

市総合医療センターの医師たちは懸命に治療を行ったが、優希菜の病状は好転しなかった。手術に踏み切っても腫瘍《しゅよう》を完全に取り除くことはできず、抗がん剤治療でも期待する効果は現れなかった。

二〇一四年二月、優希菜は退院して外来で経過を観察することになったものの、同年の九月に再発が見つかった。抗がん剤治療でも転移を止めることはできず、側頭部や足などに次々と腫瘍ができ、年が明ける頃には体中にしこりができているのが目に見えてわかるほどになった。

くり返される過酷な治療に、三歳の優希菜の肉体は悲鳴を上げた。医師がしたいことはあるかと尋ねたところ、彼女は弱々しくつぶやいた。

「何にもする気にならへん……。心に穴が開いてお星さまが全部出ていっちゃった……」

その言葉が、医師にも、家族にも重くのしかかった。

そんな時、病棟で知り合った別の親から、「メイク・ア・ウィッシュ　オブ　ジャパン」という支援団体の活動を教えられた。この団体は難病の子供たちから夢を募集し、それを実現する活動を行っていた。

直子はこれだと思い、メイク・ア・ウィッシュ オブジャパンに東京ディズニーランドへ行きたいという願いを出した。後日、それが通り、団体のボランティアの支援を受けながら、泊りがけで東京ディズニーランドへ遊びに行った。

この旅行で前向きになった優希菜は言った。

「胸の中にお星さまがもどってきてキラキラして楽しいの！」

「そうなんだ。お星さまは何色なの？」と直子は訊《き》いた。

「お星さまはね、ピンク色や赤色ですごく光ってきれいなんだよ！」

直子はこれを機会に優希菜にもっと楽しい世界があることを教えたいと思った。ただ、直子は次女を妊娠しており、思うように行動できなかった。

そこで、支援をしてくれる団体を探したところ、こどものホスピスプロジェクトの存在を知る。優希菜の側頭部の腫瘍はすでに顔の形を変えるほど大きくなり、自力での歩行も困難になっていたが、医療に通じたボランティアが力を貸してくれるなら安心だ。

彼女の言葉である。

「娘の完治を願っていましたが、病気はどんどん進んでいって、先生からも『つらい治療をつづけるより、子供の幸せを考えた方がいいかもしれない』と言われていて、どうするか、夫と連日話し合いました。

　最終的に夫婦で出した結論は、娘に楽しい思い出をできるだけたくさんつくってあげようということでした。そう決めてからは割り切れるようになりましたが、どうしても人手が必要な時もありました。その部分を、こどものホスピスプロジェクトに手伝ってもらおうって思ったんです」

　こどものホスピスプロジェクトは、直子からの依頼を受け入れた。優希菜が歩行困難になっていたことや、直子が妊娠していたことを考えると、訪問支援が最適だった。

　プロジェクトが派遣した二名のボランティアのうちの一名が、看護師の西出由実だった。かつて勤務先の病院で小児医療の壁にぶつかって悩んでいたところ、大阪市中央公会堂のシンポジウムに参加して心動かされた看護師だ。

　西出はシンポジウムの後、より高度な医療体制で難病の子供の看護をしたいと小児専門の病院へ転職していた。まだ、第二期がん対策推進基本計画で小児がんが盛り込まれる前だったため、現実は必ずしも理想と一致しなかったが、記憶に残る患者との出会いがあった。

　その患者は高校二年生の男の子だった。縦隔《じゅうかく》腫瘍で、完治はほぼ不可能という状況だった。本人も病状を理解していたが、高校のサッカー部の活動をつづけることを望み、在宅医療に切り替えていた。みんなと同じことをしたいという気持ちから、胸にカテーテルを入れるのを拒み、医師に頼み込んでイタリアへの修学旅行にも参加した。だが、彼の体に巣くったがんは確実に広がっていた。ある日、学校の朝礼で、突然意識を失って倒れた。病院へ緊急搬送されたが、そのまま危篤《きとく》に陥った。

予断を許さない彼のもとには、連日のように高校の友達が見舞いにやってきた。ベッドサイドに立って手を取って励ましの言葉をかけたり、クラスでのことを話したりする。学校でどれだけ人気者かがつたわってきた。

緊急搬送から約一週間後、ついに彼は意識をとりもどすことなく旅立った。家族は悲しんではいたが、納得しているようだった。息子が最期の最期まで精一杯生きたことが誇りだったのだろう。西出はそれを見て、完治だけがすべてではないと改めて考えさせられた。

少しして、西出は結婚を機に病院を退職したが、この男子高生の死が頭から離れず、何かしらの形で難病の子供の支援をしたいと思っていた。そんな時、たまたまプロジェクトのメンバーから誘いを受けて参加し、派遣された先が喜多優希菜の家だった。

西出は保育士のボランティアと二人で家を訪れて優希菜を見た瞬間、なんてかわいい子だろうと感じた。がんが側頭部に浮き出て皮膚は浅黒くなっていたが、弾《はじ》けるような笑顔からは家族の愛情をたくさん受けて育ったことがつたわってきて、抱きしめたくなるほどだった。

初日は、室内で様子を見ながら優希菜の好きな遊びをした。お気に入りというプリキュアの話を聞かせてと言うと、優希菜は夢中になって好きなキャラクターやストーリーを話した。西出は身振りを交えて熱心にしゃべる姿が愛《いと》おしくてたまらなかった。

この日から、西出は定期的に優希菜の家を訪れ、絵を描くなどして遊んだ。春の桜のシーズンには、「ピクニックをしよう！」と近所の公園へ遊びに出かけた。桜の下にビニールシートを敷いて、手作りのサンドイッチを食べた。優希菜は外の空気を吸って気分が良くなったのか、砂遊びをしたいと言い出した。西出は彼女と砂だらけになって遊んだ。

西出は折々にデジカメで優希菜の写真を撮った。この先、病状が進んで体が動かなくなることがわかっていたので、元気な姿を記録しておいたのだ。

西出は言う。

「完治が難しいと聞いていたので、体が動くうちに手作りのアルバムをつくってプレゼントしようと思ったんです。アルバムにはコンセプトがあって、優希菜ちゃんを絵本の主人公のようにしたかった。写真には手書きのキャプションをつけ、プリキュアのキャラクターを書き添えました。吹き出しをつくってメッセージなんかも書いた。本人や家族が何度見ても楽しめるようなものにしたかったんです。

プレゼントするとよろこんでくれました。後で聞いた話ですが、最期が近づいて緩和ケア病室〝ユニバーサル・ワンダー・ルーム〟に入った際、優希菜ちゃんはアルバムをもち込んで、多田羅先生や山地さんに見せて自慢していたようです。つくって良かったと心から思いました」

両親は自分たちでも優希菜をいろんなところへ遊びにつれて行った。「東条湖おもちゃ王国」「道の駅 神戸フルーツ・フラワーパーク大沢《おおぞう》」「アドベンチャーワールド（和歌山県）」「大江戸温泉物語 きのさき」「るり渓温泉」。関西の主だったテーマパークや温泉を巡り、時間が許せば宿泊もした。

直子は語る。

「娘は四年半しか生きられませんでしたし、最後の一年は入退院をくり返していたので自由になる日は限られていました。でも、それでも、普通の子が二十年、三十年かけてする経験をすべてやらせてあげたくて、娘の体調が落ち着いている日はいろんなところへ行ったんです。

幸い、市総合の先生も、こどものホスピスプロジェクトの人たちも、みんな理解して力になってくれました。ユニクロの一日店長も体験させてもらったし、ＵＳＪにもつれて行ってもらった。ユニクロで買ったピンクの洋服は大のお気に入りで、ずっと着ていました」

こどものホスピスプロジェクトの人たちの間に、ホスピス設立の話が具体的に広まったのは、この頃だった。

優希菜はそれを聞き、子供にとって夢のような施設ができると喜んだ。そして「完成したら、行ってみたい！」と言った。女の子の好きなキャラクターがたくさん並び、広い庭があり、西出らスタッフが喜んで迎えてくれる空間を想像したのだろう。その後も、彼女はホスピスについて度々口にしていた。

だが、その日が訪れることはなかった。夏の盛りの八月頃から体調が悪化し、小児緩和ケア病室のユニバーサル・ワンダー・ルームへ入ることが決まったのである。

優希菜は初めて部屋に入った時、声を上げた。

「わあっ、スヌーピーのお部屋！」

優希菜はこどものホスピスプロジェクトでユニバーサル・スタジオ・ジャパンに遊びに行った際、スヌーピーの人形がたくさん置かれたエリアを訪れ、また行きたいと言っていた。この病室にはユニバーサル・スタジオ・ジャパンのキャラクターがたくさんあったことから、一目見てそう叫んだのだ。

この部屋で寝泊まりするようになってからも、優希菜は懸命に病魔と闘い一時は体調を持ち直して退院できるまでになった。だが、がんの進行を完全に止めることはできず、また入院が決まる。

九月十四日、優希菜の一時退院の合間に、両親は友達を自宅に呼び集めて「ハロウィン・パーティー」を開いた。時期は少し早かったが、友達とのお別れのパーティーのつもりだった。翌月には最後の家族旅行として「淡路ワールドパークONOKORO」へ行った。直子は夫と「優希菜に二十年分のプレゼントを買ってあげよう」と話し合い、優希菜がほしがったものをすべて買い与えた。

旅行から帰ってきた四日後、ユニバーサル・ワンダー・ルームに三度目の入院をすることになった。在宅医療も考えたが、担当医が変わってしまう。優希菜自身も「(主治医の）原先生がいい」と言ったことから、市総合医療センターへの入院を選んだのだ。

最後の入院は約一週間だった。ずっと意識が朦朧《もうろう》としている状態だったが、亡くなる前夜だけは不思議と意識がはっきりした。

その夜、直子、夫、そして生まれて間もない次女が同じ部屋に泊まり、みんなでウォーターベッドに横たわった。優希菜が好きな「ようかいしりとり」の歌を声を合わせてうたった。

眠りにつく直前、直子は優希菜に言った。

「ウォーターベッドってすごいね。体がこんなに沈むよ」

「うん」

「優希菜、大好きやで。大好きやからな」

「うん」

これが最後のやり取りだった。

翌朝、直子は一旦《いったん》家に帰り用事を済ませて病院にもどったところを、看護師から呼ばれた。優希菜の呼吸が弱まっているという。直子が駆けつけると、優希菜は待っていたように息を引き取った。

隣にいた夫が「優希ちゃん！」と叫んで、傍にいた看護師に蘇生《そせい》を頼んだ。だが、直子の口から出たのはこんな言葉だった。

「もうええよ。この子をこれ以上苦しませたくない。しんどいだけやと思う」

直子は優希菜に思う存分楽しい思い出をつくらせてあげられたと思っていた。だからこそ、これ以上つらい思いをさせるのではなく、安らかに眠らせてあげたかった。

直子はこう振り返る。

「優希菜の完治が難しいとわかった時、原先生から『病院や親の都合で入院生活を引き延ばすより、精一杯残りの人生をすごして思い出づくりをした方が双方の幸せにつながる』って言われました。その言葉の通り、私は優希菜に対してできる限りのことをしてあげられました。だからこそ、優希菜の死を受け入れられたと思うんです。そうでなければ、優希菜の死を認められず、心臓マッサージでも何でもしていいから生き返らせてくれって頼んでいたと思います。残された時間をどうすごすかは、死を受け入れるためにすごく重要なんです」

西出にとっても、優希菜との出会いは感慨深いものだった。優希菜との出会いを通して、こどものホスピスプロジェクトが目指していることこそ、自分が取り組みたいことだと確信できた。

半年後の話になるが、鶴見緑地の一角にＴＳＵＲＵＭＩこどもホスピスが完成した時、西出が何気なく高場に「優希菜ちゃん、ホスピスが完成するのをずっと心待ちにしていたんですよ」と言った。高場はそれを聞いてこう答えた。

「そっか。なら、優希菜ちゃんを『登録一号』にしてあげよう」

ホスピスに遊びに来ることは叶わなかったが、ホスピスの歴史はここからはじまっていた。

オープンへの道のり

こどものホスピスプロジェクトのメンバーたちが、様々なイベントや訪問支援で患者との交流をする一方で、代表理事の高場はホスピス開設の実現に向けて奔走していた。

最大の問題は、設立資金だった。プロジェクトの活動は日本財団からの助成金や民間の寄付でなんとか回していたが、実際に施設をつくって専属スタッフを置けば、比較にならない費用がかかる。

理事会では、毎回のように費用のことが議題に上った。選択肢としては、行政等の支援を受けるか、企業にスポンサーになってもらうかだが、前者については苦い経験があった。

それは二〇一二年のことだった。兵庫県宝塚市に大きな洋館があり、宝塚市が管理を託されていたが、かなり古いために使い道に困っていた。そこで日本財団を介して、この洋館をホスピスとして利用しないかという話が舞い込んできた。

宝塚市から建物と土地を無償で借用できるのなら、悪くない話だ。高場は理事会で承認を採り、市や建物の保存会との話もまとめた。いよいよ施設を建設できると、業者にホスピスの設計依頼をした。

ところが、その直後に想定外のことが起きた。地元に説明をしに行ったところ、反対意見が出たのである。

「ホスピスって死ぬ子供が集まってくる施設やろ。そんな建物ができたら、地価が下がるんとちゃうんか」

この一帯は高級住宅地として知られ、大きなマンションも建っていた。その住人の一部がホスピス建設に反対の声を上げたのだ。

さらに協議を重ねると、保存会からも洋館については改修工事を極力しないでほしいという注文がなされた。だが、ホスピスとして難病の子供を受け入れ、怪我《けが》や感染症のリスクを抑えてバリアフリーを実現するには、それなりの工事が必要になる。

高場は原や多田羅ら理事会のメンバーと話し合い、この話から身を引くことにした。地域住民の反対や、保存会の意見を押し切って建てたところで、理想のホスピスができるとは思えなかったからだ。この一件は、小児ホスピスに対する世間の目が思いの外冷たいことを知らしめた。

高場のもとに一つの知らせが舞い込んだのは、それからしばらくしてからだった。ユニクロが「Clothes for Smiles」というプロジェクトを立ち上げ、子供への社会貢献事業を新たにはじめるという。

このプロジェクトは、ユニクロとテニス選手のノバク・ジョコビッチの共同発案で、商品の一部の売り上げでファンドをつくり、子供の夢を叶える事業を一般から五億円分公募するというものだった。選出されれば、プロジェクトから活動に必要な資金提供を受けられる。高場はそれに応募した。

プロジェクトの公募には、実に七百以上のアイディアが集まった。どれもレベルの高い企画ばかりだったが、厳正な審査が行われた結果、見事にホスピスのプロジェクトが選ばれた。これで建設資金を手に入れることができたのだ。

残る課題は、ホスピスを建設する場所だ。高場は、子供の体調を考えれば利便性の良い場所でなければならないと考えていた。大阪市内でそれなりの広さがあり、かつ周辺住民から苦情が出ないところが理想だ。

そんな時、高場はたまたま大阪市が鶴見緑地での土地活用事業を公募しているのを知った。鶴見緑地は、一九九〇年に「国際花と緑の博覧会（花の万博）」が開催された、緑に囲まれた静かで美しい緑地公園だ。ここのつかわれていない土地を提供してくれるという。梅田駅から電車で三十分ほどとアクセスもいい。鶴見緑地であれば、すべての条件に合致する。応募してみたところ、土地の借用を認めてもらえることが決まった。

二〇一四年、鶴見緑地の一角で念願だったホスピスの建設が着手された。ユニクロから二億二千万円、従来から支援を受けていた日本財団から三億二千万円を提供してもらい、設計は大成建設が行うことになった。

高場はホスピスの建設についてこう語る。

「大成建設の担当者につたえたコンセプトは、『もう一つの我が家』でした。一般の方々がホスピスと聞けば、病院に併設された成人向けの病棟をイメージするでしょう。でも、ここはそうじゃない。看取《みと》りの場ではなく、休息を求めてやってきた旅人をもてなすような空間としての施設なんです。

担当者にはヘレン&ダグラスハウスを例にして説明した上で、イギリスのものを真《ま》似《ね》るのではなく、日本人の子供が喜び、また来たいと思える建物をつくってほしいと頼みました。完成した図面を見た時、コンセプトを理解してもらえたと確信しました」

設計が終わり、鶴見緑地でホスピスの建設が開始されると、高場はいよいよ専属スタッフを集めはじめた。ヘレン&ダグラスハウスがそうであるように、新しいホスピスのスタッフも医療関係者だけでなく、多職種で構成するのが好ましい。すでにこどものホスピスプロジェクトでボランティアをしているメンバーだけでなく、外部からも優秀な人材を集めるつもりだった。

その結果、ホスピスの事務局長には大阪ボランティア協会で長年働いてきた水谷綾《あや》が就任、プロジェクトの事務をしていた小林の参加も決まった。また、看護師資格を有するスタッフとして西出も加わった。声をかけられた時、西出は責任の重さに躊躇《ちゅうちょ》したが、何度か説得されるうちに、マネージャー役の看護師をつけるという約束で引き受けた。

オープン一年前の二〇一五年の四月から、西出は本格的に準備を開始した。ホスピス内で使用する備品の購入から宣伝まで、得意不得意にかかわらずあらゆることをしなければならなかった。

西出が手掛けた役割の一つが「ニーズ調査」だった。市総合医療センターの患者家族を中心に三十軒以上訪問し、新しくできるホスピスに何を求めているのかを調査して明らかにした。

西出は言う。

「私はこれまで看護師の仕事しかやったことがないので、立ち上げの際の細々とした業務は何もかもが初めてでした。ニーズ調査を通して、患者さんの日常生活の悩みを知れたのは大きかったです。

たとえば、病院によっては、闘病で免疫力《めんえき》が落ちている子供を退院させる際に、『感染症予防のため、食べ物は加熱してください』とアドバイスします。これは教科書通りの指示です。でも、実際に患者さんが家でコンビニのおにぎりをレンジに入れて二分以上加熱すると、カチカチになってしまうそうです。

そんな時、患者さんが知りたいのは『加熱は何秒すればいいのか』ってことです。でも、それを訊くために病院に問い合わせできませんし、看護師だってそういう知識はない。どうすればいいか誰もわからないんです。

このように、病院の指導と、患者さんの日常の悩みには隔たりがあるんです。ホスピスが患者さんの日常を支える役割を担うなら、今の例で言えばコンビニのおにぎりをどうするかをきちんと説明できなければなりません。そのことに気がついた時、自分は大変な世界に足を踏み入れてしまったんだと実感しました」

ホスピスは、あくまで病院とは切り離された空間だ。だからこそ、そこで求められることは病院のそれとは異なる。ここから先は未踏の地なのだ。

西出はつづける。

「準備期間の一年は、毎日が手探りでした。看護師ってマニュアルに従って仕事をするようなところがあるのですが、ホスピスの仕事は何もかもゼロからつくるしかない。代表理事の高場からは『前例がないものをつくって前に進んでいく力をつけてください』と何度も言われました。私は逆に、それが怖かったですね。もし自分が誤ったことをすれば、患者さんにとって一生に一度のチャンスをつぶして迷惑をかけることにもなりかねない。不安の方が大きかったです」

事務の担当だった小林も、同じような現実を目《ま》の当たりにしていた。オープンにあたって備品を購入する際、小林は西出とともにボランティアの意見などを聞きながら電化製品や掃除用具といったものを選んでいた。ある日、小林は西出が高場から勧められたＵＣＨＩＮＯという老舗《しにせ》ブランドのタオルを大量購入しようとするのを見て驚いた。子供が大浴場や水遊びでつかうのだし、資金が限られているのなら、安物でもいいのではないかと思ったのだ。

小林は言った。

「こんな高級なんいる？」

高場はこう答えた。

「安物はダメです。せっかくなら手触りの良い高級なタオルを用意しましょう」

「そんなの無駄遣いとちゃいますか？　タオルですよ」

「小林さん、そうじゃないんです。ホスピスは、患者さんや家族に美しい思い出を残してもらうための空間なんです。これまで触ったことのないくらいやわらかなタオルが出てきたら、子供だって家族だって嬉《うれ》しいですよね。心が安らぐ。僕はホスピスをそういう場所にしたいんです」

この言葉によって小林はホスピスのあり方について根本から考え直した。小林は語る。

「高場さんのあの言葉を聞いて、ホンマに立派な人やなと思いました。私が想像もしなかったような目線で子供たちのことを考えてる。しょせんタオル、やないんです。私は高場さんからちょくちょくそんな意見を聞かされて、ホスピスが目指すべきあり方みたいなものをだんだんと理解できるようになりました」

鶴見緑地内でのホスピスの建設は、予定通り着実に進んでいた。二〇一五年十一月には建物の引き渡しが行われ、十二月二十三日には竣工《しゅんこう》式が開催される予定になっていた。そして年明けからは購入した各種設備が次々と搬入され、四月一日のオープンの準備がはじまる。

ホスピスの名称は、「ＴＳＵＲＵＭＩこどもホスピス」と決定され、オープニングセレモニーには患者代表として北東紗輝を招待した。

原、多田羅、高場、その他大勢の人たちの夢が、ついに実現することになったのである。

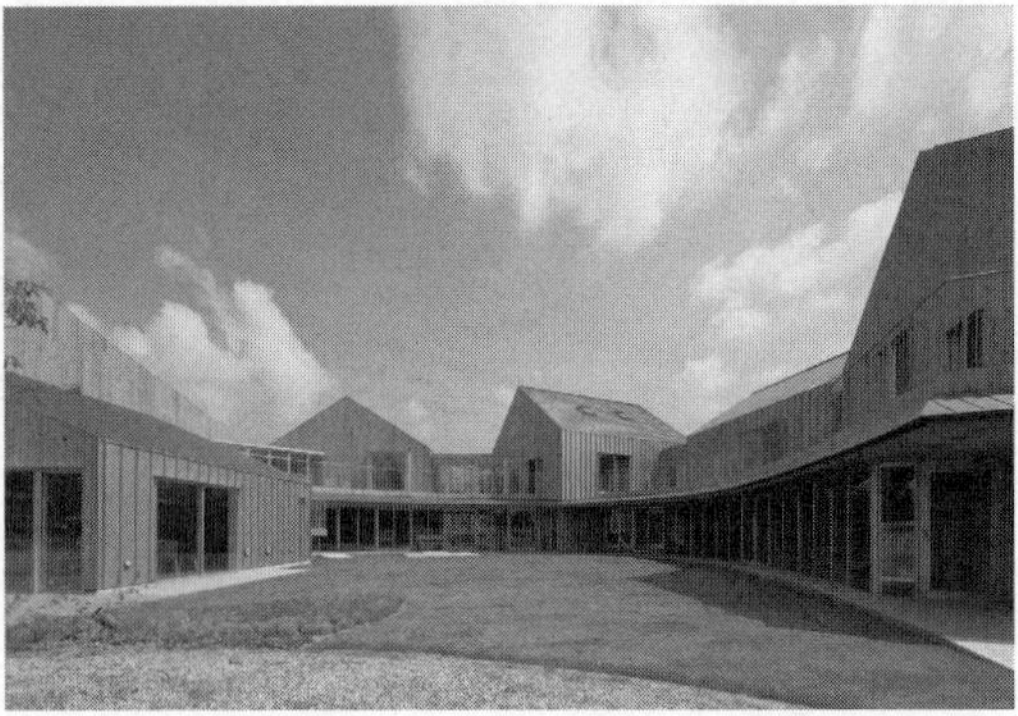

第六章　ＴＳＵＲＵＭＩこどもホスピス

幕開け

二〇一六年七月、大阪市の花博記念公園鶴見緑地の一角にできたＴＳＵＲＵＭＩこどもホスピスは、オープンから四カ月目を迎えていた。

冒頭に述べたように、オープニングセレモニーは盛大に行われた。メディアの報道によって四月から五月は取材依頼や利用希望者からの問い合わせが殺到したが、夏が近づくにつれて少しずつ落ち着きはじめていた。

ホスピスの建物は、芝生の植えられた中庭を囲むような弧形をしている。中庭に面した壁が全面ガラスになっているため、初夏を思わせる陽光がさんさんと射《さ》し込んでくる。芝が瑞々《みずみず》しく風にそよいでいて、香りが室内にまで漂ってきそうだ。

エントランスから入ってすぐの広い部屋には、カラフルなキノコ型のソファーや絵本の本棚が並び、奥の部屋の天井からはハンモックが吊《つ》り下げられている。その他にも、電気で走る自動車のオモチャ、子供の背丈ほどある絵本、ボールがたくさん入ったビニールのプールなど遊具がそこかしこにある。

建物内には大小二十以上の部屋やスペースが設けられ、それぞれ明確なコンセプトとともに名称がつけられている。子供から大人までもがお茶を飲みながら過ごせる「つるみカフェ」、コテージのように大きなベッドやテレビ、プライベートガーデンまである宿泊用の「お庭の部屋」、暗闇《くらやみ》の中で光、振動、音楽などを楽しめるリラクゼーション用の「ひかりの部屋」など。一見すれば、宿泊設備の整ったレジャー施設のようだ。

これらの施設の利用はもちろん、ホスピスが行うイベントやプログラムにはすべて無料で参加できる。日本財団からの支援を中心に、ベネッセや大塚商会といった企業の基金からの助成金、それに一般の人たちからの定期支援や募金などによって運営費がまかなわれていた。

この日、二階にある学習用の「こもれびの部屋」では、北東紗輝が中学の制服を着てクローバーのような形をしたテーブルに向かっていた。シャープペンシルを手に、市販の問題集を解いている。

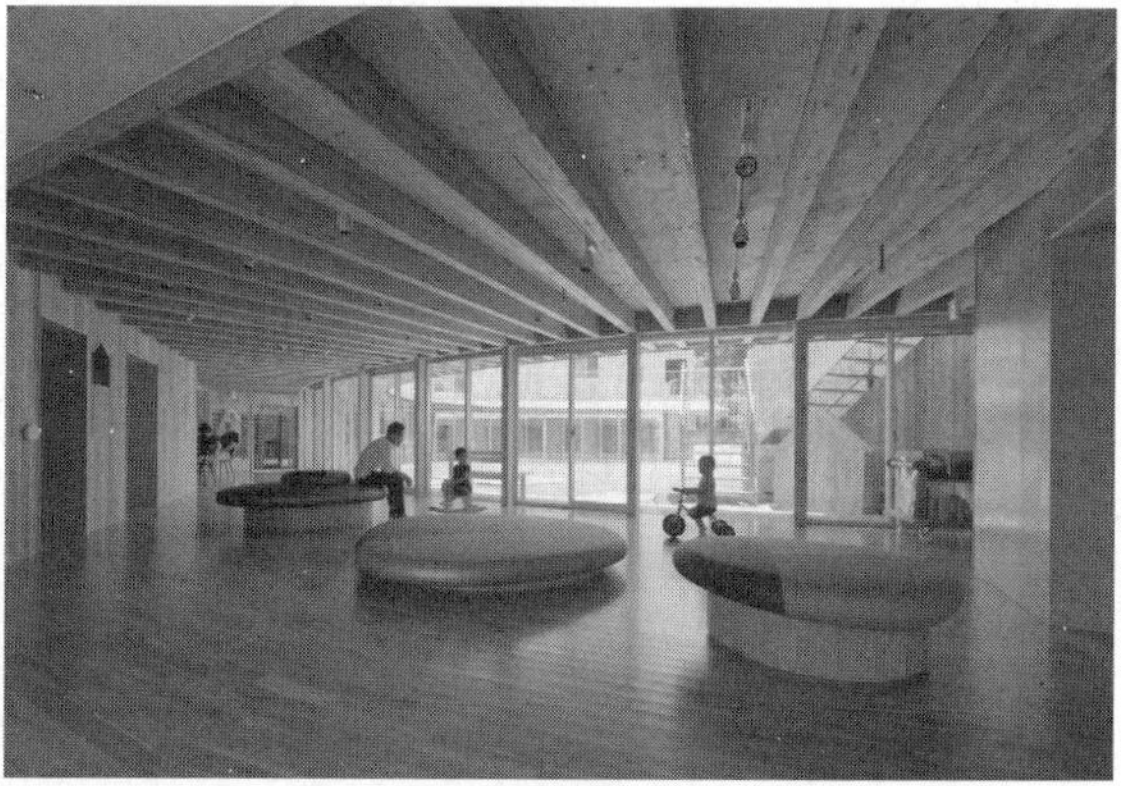

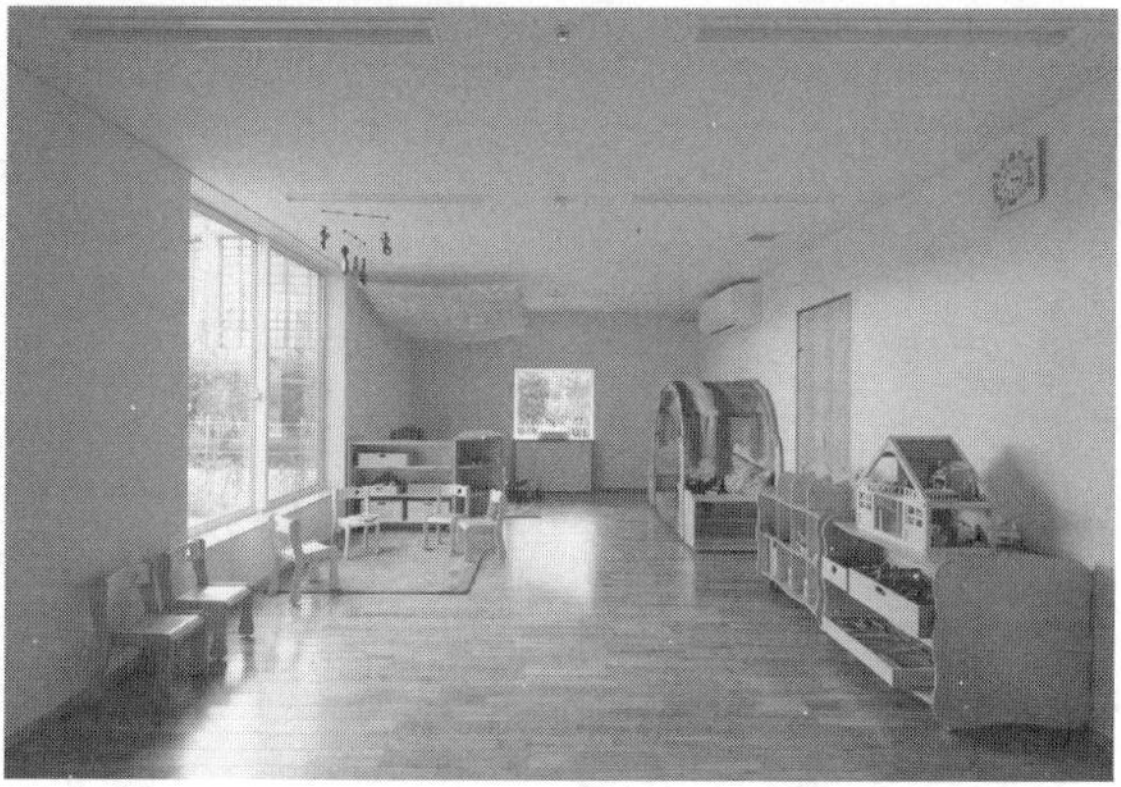

この部屋は学習用といっても、学校の教室のような堅苦しさはまったくない。大きなソファーが置かれた部屋には、クラシック音楽がやさしく流れ、カフェのようだ。

紗輝の隣には、院内学級の教師がすわり、ヒントを出したり、うなずいたりしている。教師の名前は、副島賢和《そえじままさかず》。昭和大学大学院の准《じゅん》教授を務める傍ら、スポンジの赤鼻をつけた「赤鼻そえじ先生」として院内学級の世界では知られた人物だ。二年前に、大阪市立総合医療センターの原純一から講演に招かれたのがきっかけで、ホスピスのオープンと同時に教育のアドバイザーに就任。月に一度やってきて、子供への学習支援や教員を目指す大学生への指導を行っていた。

中学二年になっていた紗輝の夢は看護師になることだった。それで四月一日のオープニングセレモニー以降、副島がホスピスにやってくる日に合わせて、こもれびの部屋で学習支援を受けていたのである。

窓から射し込む陽の下で、紗輝が取り組んでいたのは国語の問題集だった。副島は熱心に勉強する彼女を微笑《ほほえ》ましげに見つめ、時折優しい口調で声を掛ける。

「紗輝ちゃんは上手に字を書くねー。いやー、本当に上手だな。問題もちゃんとできてる。完璧《かんぺき》。本当にすごいよ」

副島は、子供の良いところを見つけては、熱心に褒める。紗輝は照れくさそうにはにかみながらも、勇気づけられて次の問題に取り組む。紗輝は勉強に没頭し、副島が休憩を促しても、もう少しやると言って机から離れようとしない。

少し前に副島はこんなことを語っていた。

「病気の子供にとって学習は、生きるための希望そのものなんです。健康な子供にとって勉強は当たり前のようにしてあるものだから、少々鬱陶《うっとう》しく感じることもあるし、『学校へ行きたくない』と言ったりする。でも、病気の子供たちは勉強したくてもできないので、体調の良い時にそれができると嬉しくてたまらないんです。勉強は生きるエネルギーになるんですよ」

子供は病室でつらい治療を受けているうちに、子供でなく「立派な患者」として振舞うようになる。そんな彼らにとって、勉強は自分に未来があることを思い出させてくれるという。計算式を一つ覚えるごとに自らの成長を感じ取る、問題を解いて褒められて自信をつける、友達や教師との語り合いの中で将来の夢を抱く。真っ暗な闘病生活の中で、勉強はその先の人生を照らす光なのだ。

このもれびの部屋で紗輝が誰に言われるわけでもなく、自ら勉強に没頭しているのには、そうした理由があるのだろう。彼女は勉強を通して成長を実感し、将来に夢を膨らませているのだ。

この日の午後、ホスピスのスタッフルームにはメンバーのほとんどが顔をそろえていた。代表理事の高場秀樹、看護師の西出由実、事務局長の水谷綾、こどものホスピプロジェクトのボランティアからスタッフになった理学療法士の青儀《あおぎ》祐斗《ゆうと》、保育士の大矢《おおや》佳代《かよ》など有給のスタッフは総勢十名を数えた。

一方、発案からオープンまで奔走した原純一や多田羅竜平は、これまでとは違って、一歩引いたところからホスピスとかかわることになっていた。民間のホスピスの意義は、病院と切り離されたところに、患者や家族の居場所がある点だ。それゆえ、原たちは現場をあくまでスタッフに任せるべきだと考えていた。

スタッフは前例のない中で、何もかも手探りで難病の子供たちを受け入れていた。そんな中で一際慌《ひときわあわ》ただしく働いている四十代後半の女性がいた。看護師の市川雅子である。

市川は、ファミリー・ケア・マネージャーという立場にあった。一年前に西出が専属スタッフになる際に求めた、マネージャーの役割を担《にな》う職員だ。ベテラン看護師の彼女はテキパキと仕事をこなすように見えるが、常に利用者の立場で慎重に物事を考えている。

市川が大阪で生まれたのは、一九六八年だ。看護専門学校を卒業後、大阪厚生年金病院（現・大阪病院）に勤務。九年間働いた小児科で主に接していたのは、神経系の難病で生まれつき脳や身体に重い障害を抱える子供たちだった。知的障害がある寝たきりの子も多く、彼女は親とともに子供に寄り添うことで看護のいろはを学んだ。

転機は、勤続十年を超えた頃に先輩看護師から掛けられた一言だった。病院では中堅へと差し掛かり、それなりに患者や家族のことをわかったつもりになっていたところ、こう言われたのだ。

「あなたは病院でしか難病の子供を見てきていないわよね。でも、子供にとってはそれ以外の時間の方が多いの。病院での生活だけを見ていても、本当にその子や家族をわかったことにはならないんじゃないかな」

それまで市川が見てきたのは、病院に入院中の子供たちだ。たしかに彼らの人生において入院生活は一部でしかなく、社会で彼らが直面する現実を知らなければ、患者そのものを理解したことにはならない。

市川はその言葉が忘れられず新卒で入った病院を辞め、在宅医療も含めて幅広い形で子供たちとかかわろうとする。

まず三十四歳でアメリカのフィラデルフィアへ渡り、「人間能力開発研究所」という脳障害の子供の能力を向上させることを目指す施設で働いた。帰国後は、国内の病院で働きながら大学の通信教育を受けて社会福祉士の資格を取得したり、静岡県立短大にできたホスピタル・プレイ・スペシャリストの養成講座を受けたりした。

市川が接した家族の形は様々だった。子供の障害を少しでも改善させようと海外のリハビリ施設へつれて行く親、反対に障害児の世話を病院に押し付けて見舞いにさえ来ない親。市川は家族と患者にとっての幸せとは何かを考えつづけた。

二〇一〇年のある日、市川は一組の家族と出会うことで一つの答えを見出《みいだ》す。

当時勤務していたのは、神経系の難病によって寝たきりの子供を受け入れている病院だった。そこに三歳の男児がいた。

この男児の病気に対する治療法はなく、弱っていくのを見守るしかなかった。両親はそれを知ると、病院の傍に住宅を借りるので、息子を引き取って一緒に暮らしたいと言った。家族の時間を大事にしようとしたのだ。病院は全面的に協力し、市川も度々家を訪れた。

家族や在宅医療の関係者に支えられ、男児は中学生になる年齢まで生きることができた。亡《な》くなった後、市川が葬儀に訪れると、大勢の関係者が集まっていた。母親は晴れ晴れとした表情で語った。

「これまでお世話になり、ありがとうございました。私はこの子が生まれてきてくれたことに感謝しています」

　市川はそんな光景を目にして、看護の本来の意義とは、医学を駆使した延命作業を手伝うことではなく、家族の日常を満ち足りたものにするためのサポートではないかと思った。

　二〇一三年、市川はこどものホスピスプロジェクトに関心をもち、ボランティアとして加わった。

　参加して二年が経《た》った頃、市川はプロジェクトの側から思ってもいなかった打診を受ける。もうすぐＴＳＵＲＵＭＩこどもホスピスが完成するので、そこでマネージャーとして専属スタッフになってくれないか、と。

　この時、市川は大阪発達総合療育センターで非常勤の看護師として働きながら、立命館大学大学院の修士課程に通っていた。最初は断ったものの、「他に適任者がいない」と頼まれた。市川は悩んだ末、未知の分野で誰もやる人がいないのなら、逆にやってみる価値はあると考えて引き受けた。

　ホスピスでの市川の主要な業務は、患者や家族との窓口になって入会や利用の調整を行うことだ。

　施設を利用するには、一定の手続きが必要になる。ホスピスでは月一回の説明会を開いている他、問い合わせがあった人に対しては個別見学も案内している。市川らが面会を行い、子供の病状、家族の状況、病院との関係性などを確認した上で、エントリーシートを提出してもらう。利用者承認委員会がそれをもとにして審議し、通れば晴れてメンバーとしてイベントへの参加や、個人利用ができるようになる。

市川は言う。

「ホスピスのオープンから二カ月で六十組からの問い合わせがありました。最初は市総合医療センターの患者さんがメインだったんですが、新聞やテレビでの報道を受けて親御さんが問い合わせの連絡をくださったんです。

在宅で子供の世話をしている親御さんからが一番多く、利用希望の理由としては『人工呼吸器をつけているので出かけられない』『日焼けや感染が怖くて外に出られない』『周りの目が気になって近場に遊びに行けない』などが挙がっています。

難病の子供と一括《ひとくく》りに言っても、治療が成功して落ち着いている子、脳障害があって寝たきりの神経難病の子、がんが全身に転移して余命宣告された子など様々です。今のところ、うちではそれらの子供たちに優先順位をつけず、全般的に受け入れています」

ホスピスがオープン当初から企画していたのが、七夕、夏祭り、キャンプ、クリスマス会、ひな祭りなど遊びを主としたイベントだった。

子供が病院での治療から解き放たれ、ごく普通の子供に立ち返って自由な時間を過ごすためには遊びは欠かせない。プロジェクト時代から取り組んでいたことを、ホスピスとしてより大きな規模で行うつもりだったのだ。

ただし、イベントがホスピス内だけの閉じたものだと、病院で行われる行事と大差がない。民間の施設である利点を活《い》かすには、地域に開かれ、病院ではできない内容にしなければならない。そこでホスピスは、地元住民からボランティアを募り、企業などを巻き込んだイベントを開催した。

こうした活動に精通していたのが、事務局長の水谷綾だ。大阪ボランティア協会で十九年働いた経験からボランティアのコーディネイトには慣れていた。彼女が主導して働きかけたこともあり、ボランティアの登録数はオープン三カ月で百十五名に達した。

ボランティアの職種は教師、セラピスト、ミュージシャン、学生などと幅広かった。イベントなどで彼らに特技を活かしてもらおうというわけだ。

水谷は言う。

「社会全体が難病の子供をサポートするのが理想的なあり方です。でも、今の日本には、一般の人が難病の患者に接したり、置かれている状況を理解したりする機会さえないのが実情です。

ホスピスの事業には、難病の子供の支援だけでなく、社会に向けた啓発活動も含まれています。ボランティアを募っているのはそのためで、イベントに一般の人たちを呼び込むことで世の中に理解を広めるきっかけをつくると同時に、難病の子供にも外の世界を見せたいのです」

こうした考えのもとで、ホスピスは後述するようにユニクロをはじめとして企業、大学、団体などとともに多くのイベントを手掛けていく。

だが、これらのイベントは、主に幼児から小学生くらいの子供が対象だ。中高生になると、家族で行事に参加するより、それぞれでやりたいことをしたいと考える。そこで、ホスピスは中高生の患者には個人利用を勧め、施設を自由につかってもらった。

オープン当初からホスピスを個人利用していた利用者がいた。森岡渉《しょう》、十七歳だ。渉は幼い頃から呼吸器官に異常があり、三歳の時にカルタゲナー症候群（線毛機能不全症候群）であることが判明した。

通常、人の気道上皮細胞の表面には多数の線毛があり、呼吸時に細菌などを取り除いている。だが、この病気は生まれつき線毛が機能しておらず、呼吸器系の疾患を生じさせるばかりか、最悪の場合は呼吸不全を起こして死に至る。完治させる方法はなく、病気の進行を見守りながら対症療法をするしかない。渉も医師から十一歳まで生きられないだろうと言われていた。

渉は鼻からチューブを入れて酸素を補っていたが、小学校に上がってからはバイパップ（鼻マスク型の人工呼吸器）に切り替え、小学六年生の頃には喉《のど》の気管を切る気管切開を行い、直接肺に酸素を送れるようにした。その間、ほぼずっと入院生活がつづき、保育園にも小学校にも通えなかった。

気管切開によって自宅療養できるようになったが、退院してからが新たな苦悩のはじまりだった。友達もおらず、趣味もなかったため、毎日部屋に閉じこもるようになったのだ。トラック運転手の父親は不在がちで、家では母親が家事から姉妹の世話までを一人で行っていたので、ほとんど相手にしてもらえない。

渉はこの状況に鬱憤《うっぷん》を募らせ、家で暴れるようになった。テレビを床に叩《たた》きつけて破壊する、ドアを蹴《け》り破る、食器を壁に投げて割る。母親に向かってオーブントースターを投げつけたこともあった。

家族は戸惑うばかりだった。姉や妹は渉を怖がって距離を置き、父親も近づこうとしない。母親は家事に追われながら、家庭内暴力に慄《おのの》いて涙を流す日々だった。

渉にとって人生の転機は、中学二年生の頃だった。市総合医療センターからこどものホスピスプロジェクトの存在を教えてもらい、月に一回のペースで音楽療法士の女性の訪問支援を受けはじめたのだ。音楽療法士の女性は毎回楽器を持参し、渉に演奏の仕方を教えた。

渉が関心を示したのが、タブレットやスマートフォンをつかってできるドラムの演奏だった。アプリをダウンロードして液晶画面のドラムをタップすれば、実際にドラムを叩いているような音が出る。渉はのめり込んだ。

やがて渉はアプリでは飽き足らず、電子ドラムがほしいと言いだした。母親は息子が何かに関心を抱いてくれればと購入した。渉は朝から晩まで夢中になって電子ドラムを演奏した。

渉の頭はドラム一色で、音楽療法士の女性だけでなく、数日おきにやってくる訪問教育の教師が若い頃にバンドをしていたと聞くや否《いな》や、勉強もそっちのけでドラムについて語った。

母親は言う。

「我が家は、渉の暴力で崩壊寸前にまで追いつめられていました。そんな時に出会ったドラムによって、家庭の空気ががらりと変わりました。渉は毎日ＹｏｕＴｕｂｅの動画を見て自分一人で練習に打ち込み、音楽療法士の先生や訪問教育の先生が来るのを首を長くして待っていました。家に引きこもって暴れているだけの生活が、まったく違うものに変わったんです。夢中になれるものに出会うことが、どれだけ大きなことかがわかりました」

そんな渉の夢は、本物のドラムセットで演奏することだった。

ホスピスがオープンしたことで、その願いが実現する。ホスピスの二階に「おとの部屋」が設けられ、そこに高価なドラムセットが用意されたのだ。

渉はホスピス主催のイベントには興味を示さなかったが、ドラムを演奏したい一心で通いだした。時間の許す限り「おとの部屋」に閉じこもり、スティックを握って力いっぱいドラムを叩く。それが何よりの楽しみで、ホスピスのスタッフを前にミニコンサートを開催したこともあった。

母親は言う。

「ホスピスのおかげで、渉の世界は格段に広がりました。それまで家にしかいなかったのに、ドラムを叩けると知ったら自分から行こうと言いだした。ホスピスでスタッフの方々とつながれたことも大きかったです。演奏を聴いてもらい、褒められて、やる気が膨らみました。渉にとってホスピスは社会とつながる数少ない場になったんです」

子供向けのイベントに加え、中高生を対象にした個人利用という二つの形で、ホスピスは遊びを通して子供たちの人生に潤《うるお》いを与えていくのである。

気づきを与えてくれた死

夏の盛りを迎えた鶴見緑地には、ひまわり畑や池の睡蓮《すいれん》を見にたくさんの人が集まっていた。市営プールに遊びに来る客も多く、子供たちのにぎやかな声が響いている。

お盆休みの八月十一日、ホスピスでは「夏祭り」が催されていた。ユニクロと近畿大学とがコラボレーションして、敷地内で学園祭のようなイベントを開いたのだ。

ホスピスには、スタッフやボランティアの他、患者家族二十組、おおよそ七十人がやってきた。子供たちはユニクロから寄付された浴衣《ゆかた》やステテコをそれぞれ身につけ、室内や中庭で近畿大学の学生たちが開いている出店に遊びに行く。ビニールプールをつかったスーパーボールすくい、ヨーヨー釣り、それに子供たちが描いたイラストをTシャツの柄にしてくれるブースもある。夏の陽気な空気にあふれていた。

ところがある日、ホスピスのスタッフルームに予期せぬ一報が飛び込んできた。市総合医療センターの原から連絡があり、こう言われたのである。

「うちの患者の香奈枝《かなえ》ちゃん、ホスピス利用してるやろ」

「南田香奈枝ちゃんのことですか」

「そう。あの子が、亡くなったの聞いてる？」

「え？」

「さっき、うちで亡くなったんや」

南田香奈枝（仮名）とは、小学四年生になる脳腫瘍《のうしゅよう》の女の子のことだった。

最初に香奈枝の親から問い合わせがあったのは、五月の末だ。香奈枝は市総合医療センターで治療を受けていたが、治る見込みがないとつげられ、その後は自宅で療養しながら病院の外来に通っていた。その際、ホスピスを紹介され、申し込みの連絡をくれたのだ。

見学にきた際、親は香奈枝の容態が安定しているうちに、安心して遊べる場へつれて行きたいと語っていた。市川は香奈枝の病状が重いことから、イベントへの参加は難しいと考え、個別での利用を勧めた。

六月に初めてやってきた時は、幼い妹も一緒だった。香奈枝は脳腫瘍のせいで身体の一部が不自由だったが、意識は明瞭《めいりょう》で自力歩行もできていた。スタッフがシャボン玉づくりを教えると、彼女は笑顔でそれを飛ばした。

スタッフが苦慮したのは、両親が香奈枝に病名を教えていなかったことだ。香奈枝はいつか自分は快復するものと信じ、頑張って小学校に通っていたため、遊びをそこそこに切り上げ、二階のこもれびの部屋へ上がって学校の勉強をはじめた。

スタッフはそれを見て、これでいいのかな、と思った。親と子供が別々の方向を向いていては、限りある時間を有効につかうことはできない。だが、病名を打ち明けないという両親の決断を否定するわけにはいかなかった。

二度目の利用は、約二週間後だった。香奈枝は両親の押す車イスに乗って現れたが、前回と比べて衰弱が顕著だった。車イスから立ち上がることができず、視点も定まっていない。スタッフが手を握って「よく来たね」と言っても、表情を変えず口を閉じていた。

スタッフの一人である西出が車イスを押しながら話しかけたところ、香奈枝は何かを言いたげな表情をした。西出はこれまでの経験から、病気について話したがっているのかもしれないと思った。子供は、治ると言われながら体がどんどん弱っていくと疑心暗鬼になる。だが、他人が勝手につたえることはできなかった。

結局この日も、香奈枝はスタッフと簡単に触れ合っただけで予定の利用時間を終えた。エントランスで家族の帰りを見送る時、西出らスタッフは何かをやり残したような気がしてならなかった。それでも、またすぐに遊びに来ると言っていたので、次回できればいいと考えていた。

しかし七月になり、香奈枝はぱったりと姿を現さなくなった。連絡をしたところ、具合が良くないという。八月十一日の山の日に夏祭りのイベントを開催するので、できれば妹とともに遊びに来てほしいと話した。

夏祭りの日、スタッフたちは香奈枝が来ることを期待していたが、最後まで姿を見せなかった。原に問い合わせたところ、体調を崩して市総合医療センターの小児緩和ケア病室「ユニバーサル・ワンダー・ルーム」に入院しているという。

翌日、市川はユニクロが夏祭りに寄贈してくれた浴衣を妹の分と二着手にして、市総合医療センターへ見舞いに行った。アニメのキャラクターが一面にちりばめられたユニバーサル・ワンダー・ルームのベッドには、やせ細った香奈枝が横になっていた。見るからに体調が悪そうだったが、緩和ケア病室に来てもも持ち直して退院する子もいるため、香奈枝と母親に励ましの言葉をかけ、浴衣をプレゼントして帰ることにした。

香奈枝が死去したという連絡があったのはそれから間もなくだ。両親からの連絡はなかった。オープンして五カ月目、ホスピスとして初めて迎えた利用者の死だった。

スタッフにとって、香奈枝の死は当初想像していたものとは違った。ホスピスの役割の一つは、死に行く子供たちに楽しい思い出をつくることのはずだったのに、これといったことは何一つできなかった。

後日、スタッフはミーティングを開いた。そろって次のように述べた。

「うちら香奈枝ちゃんに何かできたかな。二回の利用で、香奈枝ちゃんが望んでいたことや、家族にとってよかったと思えることを、させてあげられたかな。どう考えても、十分じゃなかったよね」

スタッフが香奈枝との距離を測りかねているうちに、命は燃え尽きてしまったのだ。

西出はこの時の胸の内を次のように話す。

「お母様は香奈枝ちゃんの前では努めて明るく気丈に振舞っていて、香奈枝ちゃんもそれを信じてついていっている感じでした。でも、小学四年生なので、香奈枝ちゃんとしては薄々自分が重い病気であることに気が付いていたはずで、どうなるのか不安だったでしょう。実際、お父様も香奈枝ちゃんが夜にベッドに入る際に『死ぬのが怖い』と口にしていると言ってました。

もう少し、香奈枝ちゃんの気持ちを汲《く》み取ってあげられなかったかという思いはあります。このホスピスが難病の子供を第一に考える場所である以上、私たちもきちんと向き合って踏み込んだ関係性を築くべきだった。でも、タイミングがわからず躊躇しているうちに、香奈枝ちゃんは帰らぬ人になってしまったんです。ホスピスの立ち上げに最初からかかわって、自分では覚悟を決めていたつもりやったのに、やるべきことができなかった。そんな自分に本当にがっかりしました」

西出だけでなく、他のスタッフもみな命の危険と隣り合わせの子供たちと接する覚悟をしていたつもりだった。だが、小さな命は想像していたよりはるかに速いスピードで自分たちの手をすり抜けていったのだ。

この件について、原の考え方は少し異なる。

「ホスピスのスタッフは真摯《しんし》に向き合ったからこそ、もっと何かできたのではないかと思ったのでしょう。でも、香奈枝ちゃんの病状を考えれば、二回もホスピスに来られたのは幸運だったし、他にはない経験ができたはずです。ホスピスで学校の勉強をしたことだってそう。難病の子にしてみれば、日常をつづけるだけで大変なんです。それをホスピスでさせてあげられたのは立派だと思う。スタッフの熱意は通じていたはずです」

スタッフも頭では原の言葉を理解できるはずだが、熱い思いがあるがゆえに心の整理がつかなかったのだろう。

ホスピスでは、緊急のミーティングの他、週に一回のケアカンファレンス、月に一度のケア広場推進会議など複数の会議があり、事業の方針や家族への対応を考える場が用意されている。彼らは香奈枝の死をきっかけに、近いうちに命の危険がある子供たちへの対応をどうするべきか具体的に話し合うようになった。

そんな矢先、ある母親から利用申し込みの連絡の電話がかかってきた。母親のもとには、二歳になる男の子がいるという。名前は、長谷《はせ》川《がわ》祐大《ゆうだい》。この子もまた、病院から余命宣告を受け、ホスピスを紹介された。

祐大は二〇一四年に大阪市内で第一子として生まれた。体に異変が生じたのは、一歳の誕生日を迎える直前だった。数日前から下痢がつづいていたために、両親が心配して地元のクリニックへつれて行ったところ、触診によって脇腹《わきばら》にしこりがあるのが見つかった。大阪医科大学附属病院へ行って精密検査を受けると、小児がんの一つである神経芽腫と診断された。

約十カ月間、祐大はその病院で手術や薬物療法を受けた。だが、治療の甲斐《かい》なく、がんの再発が見つかり、医師からは治る見込みが少ないとつたえられた。両親はあきらめ切れずに藁《わら》にもすがる思いで、二〇一六年六月に小児がん治療で有名な市総合医療センターに転院した。

原が下した診断は同じだった。両親を呼び、今のところ祐大を救う手立てはないとはっきりと告げた。親が不可能な完治を望んで最期《さいご》の最期まで積極的な治療を強いるより、家族で残り少ない時間を充実させることに取り組んだ方がいい、というのが原の意見だった。母親がホスピスに電話をかけたのは、それから一カ月半が経った九月の土曜日だった。

その日、ホスピスでは三、四十名規模の家族説明会が開催される予定だった。朝からスタッフは総出でその準備に追われており、椅子《いす》の用意からスケジュール調整、それに配布資料の用意まで慌ただしく動き回っていた。そんな時に祐大の母親から電話がかかってきた。母親は泣きながら言った。

「市総合医療センターで息子が助からないと診断されました。それでこちらを紹介されたのですが、今から息子をつれて行ってもよろしいでしょうか」

説明会で手一杯だったことから、利用前に見学や登録が必要であると話して、後日改めて来てほしいとつたえた。母親は残念そうだったが、納得して電話を切った。

スタッフは説明会の準備を再開したものの、胸に引っかかるものを感じていた。余命宣告された子供がホスピスを利用したいと言ってきているのに、規則や自分たちの都合を盾にして断ることが正しい対応なのだろうか。心に浮かんだのは、何もしてあげられないまま旅立ってしまった香奈枝のことだった。

スタッフは準備をする手を止めて集まり話し合った。重症の子供は体調の波が激しく、次にいつ来られるかわからない。ならば、来たい時に受け入れるのがホスピスのあるべき姿ではないか。スタッフは意志を一つにすると、祐大の母親に電話をかけ直した。

「先ほどはお断りして申し訳ありません。今、いろいろと調整したところ、スタッフを確保することができましたので、ぜひお越しいただけないでしょうか。登録はその時で大丈夫です」

午後、両親は祐大をつれてホスピスにやってきた。丸坊主《ぼうず》の祐大の笑顔は抱きしめたくなるほどかわいらしかった。母親は銀色の保温バッグに豪華な昼食をつめた重箱のお弁当を入れていた。

スタッフは言った。

「よく来てくださいました。今日遊びにくる子供は祐大君だけだから、空いているスペースは好きにつかっていいですよ」

スタッフは中庭にパラソルを立て、水色のチェックのビニールシートを二枚重ねて敷いて、お弁当を食べてもらった。祐大はキャンプのような光景に大喜びだった。母親が重箱を四つにわけてビニールシートの上に並べ、祐大は星の模様がたくさんついた帽子をかぶり、おにぎりや卵焼きを口にした。

昼食が終わると、スタッフはいくつか遊びを提案した。両親は、プールをつかった水遊びを希望した。これまで感染症の不安から一度もしたことがなかったのだが、看護師がいれば安心だ。

スタッフはすぐにビニールのプールを庭に用意して水を入れ、無数のスーパーボールを浮かべて、大きな水鉄砲を用意した。父親がおむつ姿の祐大を抱きしめ、そっとプールに入る。緊張していた祐大は、プールの中にあった恐竜のオモチャにびっくりして大きな声で泣きだした。

両親にしてみれば、そんな祐大の泣きじゃくる姿さえ初々《ういうい》しく見えた。これまで病院にばかりいたせいで、こんなふうに陽の下で子供らしく大きな声を出すことがなかったからだ。

この様子を窓から見ていたのが、原だった。説明会のために来ていたのである。祐大は原に気がつくと嬉しそうに手を振った。原はその表情を見て、しみじみとつぶやいた。

「あの子、あんな表情するんやな」

「どういうことですか」とスタッフが訊《き》いた。

「病院では、あの子いつも顔をこわばらして緊張してるんよ。治療がしんどかったんやな。でも、ここに来ると二歳の子供にもどって、あんなふうに明るい笑顔になれる。心から楽しそうで、なんか、感動したわ」

スタッフは、原にそう言ってもらえたことで、少しはホスピスとしての役割を果たせているのだと嬉しかった。

この日、両親と祐大は庭でさんざん笑い転げながら一緒の時間を楽しんだ。夕方に寝室のベッドへ行き、親子三人で川の字に横になって疲れを取ってから、「ぜひまた遊びに来たい」とお礼を言って帰って行った。

祐大が二回目にホスピスを利用したのは、八日後のことだ。少し前、両親は病院から呼び出され、祐大の余命はあと一週間ほどだとつたえられていた。そこで両親はこれまで長い入院生活の中で知り合った闘病仲間や家族とお別れのパーティーを開こうとした。パーティー会場として部屋を貸してもらえないかとホスピスに頼んだところ、「ここを家として自由につかってください」と快諾してもらったのだ。

日曜日の午前十時半、ホスピスの二階にある「みんなの部屋」でパーティーが開かれた。冷蔵庫、キッチン、大きなテーブル、ハンモックなどが揃《そろ》う広いスペースで、この日は難病の子供たちが過ごしやすいように別の部屋からソファーや布団《ふとん》までもち込まれた。テーブルには食事やお菓子が並び、子供たちが飽きないように風船などのオモチャも置かれた。

両親の呼びかけに集まったのは、十組以上の家族だった。きょうだいも一緒で、祐大にとっては数カ月ぶりに見る顔もあってびっくりしていた。本人もここまで大勢の人が集まってくれるとは想像もしていなかったのだろう。

祐大はいろんな人たちに話しかけられているうちにだんだんと慣れて、友達とじゃれ合うようになった。一段落すると、集まった家族がそれぞれ祐大へプレゼントを贈った。シールブックや犬のオモチャなどだ。祐大はプレゼントの袋を開くたびに目を丸くし、嬉しそうに満面の笑みを浮かべた。

両親は家族の気づかいに感謝をして、目を潤ませながらお礼の言葉をつたえた。家族の中には「まだあきらめないでがんばって再会しようね」と一緒に涙を流して励ましてくれる人もいた。

ホスピスのスタッフはパーティーに大勢の家族が参加していたので余計な介入はせず、次回の利用時にたっぷり遊べればいいと思っていた。

だが、これがホスピスでの最後の姿となる。十月の半ばのある日、父親から連絡があってこう言われた。

「先月は、お世話になりました。一昨日、祐大が病院で亡くなりました」

「祐大君がお亡くなりに？」

「ええ、容態が急変して病院に入院したんです。がんばったんですが、ダメでした。これまでお世話になり、ありがとうございました」

電話の内容はすぐにスタッフたちにつたえられた。誰にとっても予想していなかったことで、言葉を失った。今回はもう少し深くかかわれると信じていたのに――。

西出はこの時の動揺を次のように語る。

「祐大君については、八月の香奈枝ちゃんのことがあった反省から、問い合わせがあってすぐに一回目の利用につなげられたのはよかったと思っています。それはホスピスとして一歩先に進めた出来事でした。

ただ、祐大君と関係性を築けたかと言われれば、自信はありませんでした。一回目は突然の訪問だったため準備不足でしたし、二回目に関しても、パーティー会場を提供しただけで私たちはノータッチでした。香奈枝ちゃんの時と同様に何もできなかったという後悔がありました」

他のスタッフも似た思いを抱いていた。二人の死が教えてくれたのは、自分たちが想像する以上に子供たちに残されている時間は少ないということだった。

市川は語る。

「ホスピスをオープンした頃、私たちは利用しに来てくれる子供たちのために何を用意すればいいのかというふうに考えていました。どういうイベントなら楽しんでくれるのか、どういうプロセスを経れば友達としてかかわれるのか、どうすれば家族の心配事を解消してあげられるのかって。

でも、香奈枝ちゃんや祐大君の死を経験してわかったのは、一回、二回の利用では、十分なかかわりが難しいということです。仕方がない面もあるのですが、そう言ってしまったら、民間のホスピスである意味がなくなる。

時間が限られていても、これだけはできるというものがあってこそ、民間のホスピスが社会に存在する意味があるんです。じゃあ、そのできることって何なんだろう。二人の死後、私たちは長らくそれについて悩むことになりました」

ホスピスはレジャー施設ではなく、難病の子のより良い最期をつくるための場なのだ。二人の死はそのことを改めて教えてくれたのである。

遺族として生きる

二〇一六年の十二月、ホスピスの吹き抜けのエントランスはクリスマスの装《よそお》いになっていた。

クリスマスツリーは高さが三メートル近くあり、二階まで届きそうなほどだ。枝葉には金銀のボンボンなどきらびやかな装飾品がたくさんつけられ、他にも松ぼっくりのリースやトートバッグが飾られている。ホスピスでは十二月に入って複数回、クリスマス会が催された。小さな飾り物は、そのワークショップで子供や親がつくったものだ。

面白いのはクリスマスツリーの装飾品が下の方にばかりついていることだ。幼い子供たちが手の届くところにつけるため、下に偏《かたよ》ってしまうのである。スタッフはあえて手を加えずにそれを楽しんでいた。

ホスピス内ではクリスマスソングのBGMが流れていたが、スタッフは春にくらべると、若干硬い表情をしているように見えた。異口同音に語っていたのが、進むべき方向性に迷いが生じているということだ。夏から秋にかけて香奈枝と祐大の死を経験し、ホスピスの何かを変えていかなければならないという気持ちになっていた。

同じことは、親とのかかわりについても言えた。小児の緩和ケアでは親に対するケアも重要だ。子供を失った親は、長年に渡って悲しみを引きずって生きていくことを余儀なくされる。

ホスピスは、ヘレン&ダグラスハウスのように子供の死後も遺族とのつながりを維持することで、精神的な支援を行いたいと思っていた。ホスピスに来れば、スタッフが温かく迎え、亡くなった子供の思い出話ができる。そんな空間でありたい。

だが、香奈枝と祐大の親とは、わずか二回の利用に留まったこともあって、連絡を取り合う間柄になれていなかった。それは二人の死後、スタッフが葬儀に呼ばれなかったことにも表されている。

現状を変えるには、家族とこれまで以上に親密な時間をすごす必要がある。ところが、年末から年始にかけて、ホスピスでは利用者が急に減っていた。多くの難病の子供たちが寒さで体調を崩したり、外出をためらったりするようになっていたのだ。

事務局長の水谷は次のように語る。

「冬になって、利用される家族がぐんと減ったのは想定外でした。人数が集まらずにイベントの開催を取りやめたり、体調不良で個人の予約もキャンセルになったりした。私たちとしてはオープンしてから月日が経つにつれて、どんどん利用者の訪問頻度は増えていくと予想していました。そうすれば、子供や家族とも深い関係を築いていける、と。

でも、子供の体調の波は頭の中で描いていたより激しく、冬になって利用者が減ったことで、私たちも子供や家族と接する機会が少なくなってしまった。これからどうしていこうか、ちょっと悩んでいるところです」

家族との関係性の構築には時間がかかるものだが、冬の利用者減少という壁が行く手を遮ったのである。

スタッフの一人に、保育士の大矢佳代がいる。幼稚園や病院での勤務経験が合計で二十五年ほどあり、ホスピタル・プレイ・スペシャリストの資格をもつ女性だ。ホスピスがオープンする際、保育士が必要だということで、市川から誘われてここで働きはじめた。

大矢はまた違う角度からこの問題について考えていた。

「ホスピスはオープンしてからイベントを重要視していた気がします。私は保育士なので、腕が動かせない子にどうやってボールゲームをしてもらおうとか、歩けない子にどうやって競走をしてもらおうとか、遊びを中心に物事を考えてきました。

でも、イベントに参加できる患者さんって比較的安定している子がほとんどなんですよね。そういう子は何度も遊びに来ますが、症状の重い子は他の子と同じペースで動けないので、個人利用でないと来られません。

もしホスピスがこのままイベントを重要視すれば、どうしても重い症状の子供に手をかけられなくなる。だとしたら、どっちかに絞らなければならないのか。あるいは、うまく両立させていく方法はあるのか。いろいろと考えていますが、まだ答えは出ていません」

ホスピスをオープンさせてから八カ月以上が経ち、当初の想定と現実とのギャップが明らかになることで、スタッフはその溝をどう埋めるべきか悩んでいた。

ここまでスタッフが家族へのケアを重視する理由はあった。子供を失った時、家族はそのダメージによって崩壊することがあるからだ。

子供を失った親が、どのような心境に陥るのか。脳腫瘍のために十一歳で亡くなった娘をもつ井上昌彦夫妻を紹介したい。

昌彦は一九七一年の生まれで、同じ年の有子と結婚した。二人の間に生まれた長女が玲子だった。幼い頃から活発で、父親に倣《なら》って空手道場に通いはじめた。女の子ながら、道着に身を包めば同じ年の男の子にも負けなかった。

だが、小学校五年の春、玲子に脳腫瘍が発覚する。グレード4、余命一年という診断だった。昌彦と有子は名だたる病院を回ったものの、治療の甲斐なく、余命宣告通り一年後に娘を失った。

玲子が死去した時、昌彦は深い悲しみの一方で、これで苦しい日々から解放されると思っていた。だが、現実はそうではなかった。

まず妻がショックで体調に異変をきたした。闘病中から体に不具合が生じていたが、娘の死後に不眠やうつ病の症状が一気に現れ、外出さえできなくなった。寝ていても、突然泣きじゃくることはしょっちゅうだった。

昌彦はふり返る。

「妻の症状はどんどんひどくなっていきました。布団から起き上がれないのに、家の片づけをしなければならないという強迫観念に襲われてパニックになる。他人から死んだ玲子について訊かれるのが怖いといって人に会えなくなる。そんなことが一日に何べんも起きてしまうんです。まるで別人になったようでした。

今になってみれば、闘病中はそれなりに気が張り詰めていたんやと思います。でも、玲子が亡くなったことで、緊張の糸が切れて、あれよあれよという間に心が壊れた。僕は、目を離した隙《すき》に自殺するんじゃないかって気が気じゃありませんでした」

このままでは夫婦生活は破綻《はたん》するというところまで追いつめられた。そんな有子の精神の崩壊に歯止めをかけたのは、二つの要素だった。一つが多田羅竜平に紹介された、子供を亡くした母親が集まる「ビリーブ」という自助グループに通いはじめたこと、二つ目が次女を妊娠したことだ。これによって、有子は少しずつ未来に目を向けることができるようになった。

　昌彦は語る。

「家族にとって子供を失うという体験は、途方もなく大きなことなんです。妻は他の当事者に支えられ、さらに次女が生まれたことで、なんとか生活できるまでに回復しましたが、実際は今でもギリギリのところで生きていると思います。何かの拍子に心が壊れてしまうことだって十分にある。僕は僕で、仕事や趣味に意識を向けてどうにかバランスを取っている状態です。死後五年が経ってもそう。これは、子供を失った親の多くが直面している現実なんです」

　昌彦の話は、遺族の精神的ダメージを示すとともに、第三者がそこに寄り添うことの難しさも表している。

　ホスピスはまさにそこに手を差し伸べ、遺族を支えることを目指しているのだが、そのためには水谷や大矢の言葉の通り、子供の存命中から深い関係性を構築する必要がある。数回の利用で信頼関係を成り立たせるには並々ならぬ覚悟と取り組みが不可欠だ。スタッフが向き合っているのは、そんな課題なのである。

　多田羅はこの状況をどう見ているのか。彼はこう語る。

「日本には緩和ケアで誤解されていることがあります。緩和ケアって患者さんが亡くなれば終わりだと思われているんですが、実は家族の心の痛みのケアも含まれているんです。だから、本当は患者さんの死後も家族への『緩和ケア』をつづけなければなりません。

イギリスの緩和ケアはそれが前提としてあるので、社会が遺族を支える仕組みが整っています。ヘレン&ダグラスハウスの場合だと、施設を利用する家族の半数が、子供の死後も二年間くらいビリーブメント・ケアを頼むそうです。でも、日本にはまだこうした考え方がありません。そこに、ホスピスが新たにそれをつくろうとしているのですから、難しいのは当たり前です。

日本で家族へのケアを行おうとすれば、ホスピスの役割を認知してもらったり、信頼関係を構築したり、実績をつくったりと、様々なことが必要だと思います。これを一朝一夕にやるのは不可能です。私が大事だと思っているのは、ホスピスとしていかに生前からしっかりとかかわれるかということ。単にご遺族のケアをするというのではなく、生前からのつながりの中で子供への思いをともにもち、寄り添う。ホスピスとしてその方法を見つけていかなくてはならないでしょう」

イギリスと日本とでは、難病の子供や家族を取り巻く環境がまったく異なる。だからこそ、ここでは日本に適したやり方を模索しなければならないのだ。

次は原の言葉である。

「ホスピスを一、二回利用しただけの家族としっかりした信頼関係が築けないのは当たり前です。ただ、それであきらめてしまったらホスピスの存在意義はなくなります。なんとか壁を突破しなければならない。

一回目の利用の前にたくさん連絡を取っておくとか、ホスピスの方から病院や自宅に出向くとかですね。ホスピス以外のところで、スタッフが家族とどうかかわるかが重要なんです。

でも、それをするには、病院との連携も必要になります。病院がホスピスの目指すことに賛同し、スタッフを受け入れなければならない。そう考えていくと、取り組むべきことは山とあります。それをどういう順番でどうやっていくのかというのが今の課題でしょう」

ホスピスのスタッフとて、自分たちが困難な挑戦をしていることはわかっていた。だからこそ、くり返し議論を交わし、悩み、答えを見つけようとしていた。

そのような中、ホスピスは大きな試練にぶつかる。年が明けて間もなく、ホスピスを利用していた難病の子供たちが立て続けに病魔に命を奪われることになったのである。

第七章　短い人生を飾る

生きた証《あかし》をアルバムに

二〇一七年一月、TSURUMIこどもホスピスのエントランスには正月の飾りつけがなされていたが、十二月同様に利用者の数は減ったままだった。

一月十四日は朝から寒波が到来し、天気予報では翌日は最低気温が氷点下になって、一時雪が降るかもしれないとつたえられていた。そんな中、ホスピスではスタッフが久々に忙しそうに動き回っていた。一カ月ぶりに二歳になる小林敦仁《あつひと》（仮名）が遊びにくることになっていたのである。

時間通りに、母親に抱っこされて敦仁は四歳年上の姉とともにやってきた。抗がん剤で髪がなくなっていたが、そのぶん真ん丸の顔が目立って愛らしかった。久しぶりの外出でおめかしをしたのだろう。イラスト入りのブランドのトレーナーに、厚手のブルージーンズを着ている。

敦仁はやってくるなり無邪気に動き回った。二台ある三輪車に代わる代わる乗ったと思いきや、お菓子の「じゃがりこ」を見つけてポリポリと音を立て食べる。

スタッフがオモチャのピアノでアンパンマンの主題歌を演奏すると、敦仁は大きな声でうたいだした。隣にいた母親が一緒に口ずさむと、負けじと声を張り上げる。母親が歌詞を間違えたのに気づいて、漫才のツッコミのように「ちゃう（違う）！」と言うので、家族もスタッフもお腹《なか》を抱えて笑った。

六歳の長女も弟をかわいがり、「あっ君、あっ君」と言って傍から離れなかった。闘病のせいで、これまで遊ぶ機会がなかったから嬉《うれ》しいのだろう。敦仁は不思議と姉の言うことだけはきちんと聞いた。

スタッフは敦仁がホスピスにだいぶ慣れてきたことに安堵《あんど》していた。前年から子供や家族と深くつながることを目指し、様々なことを試してきた成果が出はじめているのかもしれない。

とはいえ、ここに至るまでは、敦仁の家族にとっても苦難の連続だった。

敦仁が生まれたのは、二〇一四年の七月だった。両親は敦仁が何一つ問題のない健康な子だとばかり思っていたが、生後十カ月のある日、血尿が出る。病院の医師からは小児がんの一種であるラブドイド腫瘍《しゅよう》だと診断され、大阪市立総合医療センターへの入院が決まった。

小児病棟に入ってからは、体中に医療機器が取り付けられ、薬物療法や放射線治療を受けることになった。両親にとってショックだったのは言うまでもないが、当時五歳だった長女も激しく動揺した。かわいがっていた弟がいきなり全身に管を通され、会うこともできなくなったのだ。彼女は無口になって感情を表に出さなくなった。

半年間にわたる治療の成果によって、敦仁のがんは確認できないくらいまで小さくなった。現時点でやれることはやったものの、この病気の特徴は再発すると完治が困難なことだ。医師は両親にそのことをつたえた上で、今後も定期的に検診をして様子を見守りながら、生活のリズムを整えていくという方針を示した。

家に帰ってしばらくしてから、両親は敦仁を地元の保育園に通わせることを決めた。だが、わずか二カ月で、不安が現実になってしまう。敦仁が再び体調を崩したのである。

病院へつれて行った時、両親はちょうど週末に敦仁と旅行に出かける予定を立てていた。アニメの「きかんしゃトーマス」が好きだったことから、静岡県にある大井川鐵道《てつどう》のきかんしゃトーマス号という本物の汽車に乗せてあげることを計画していたのだ。

両親は医師に、旅行を中止した方がいいか、と相談した。医師は少し考えてから答えた。

「旅行の予定があるなら、行ってもいいですよ。敦仁君、きかんしゃトーマスを見たらきっと喜ぶはずですから」

再発を察し、せめて家族旅行だけでも、と考えたのだろう。

両親は予定通り敦仁をつれて静岡県へ向かった。移動中、敦仁はぐったりとしており、両親は気が気でなかったが、大井川鐵道に着いてきかんしゃトーマス号を目にしたら見違えるように元気になり、「トーマス！」とはしゃぎだした。両親はその姿を見て、旅行に来て良かったと胸をなでおろした。

旅行から帰ってきた後、医師は両親に検査結果を告げた。

「残念ながらがんが再発しています。治療を行うことになりますが、非常に厳しいものになると思います」

両親は長女のことを心配した。せっかく敦仁が退院できたと喜んでいたのに、また入院するとなれば落胆は計り知れない。

医師はそうした事情を察したのか、こう言った。

「今年の春から鶴見緑地にこどもホスピスという施設がオープンしました。そこをご利用なさってはいかがでしょうか」

「ホスピス？」

「このホスピスは高齢者のような看取《みと》りのための施設ではありません。医療に通じた人たちがいて、難病の子供に居場所を提供したり、きょうだいや保護者の支援を行ったりしているんです。家族みんなが気兼ねなく楽しめるところなので、一度連絡を取ってみてはどうでしょう」

最初の利用は、十一月六日の日曜日に行われた秋祭りだった。

この祭りは、ホスピスが中心となって地元のロータリークラブや中高生たちの協力を得て開いたイベントだった。室内にいくつもの遊戯コーナーを設け、モーターの振動を利用して行う紙相撲や、傾斜台からボールを落として的に当てるストラックアウトなど、難病の子供でも楽しめる遊びを行っていた。男の子に好評だったのが、庭に敷いたレールを走るミニSLで、運転手の他に五人くらいがまたがっても走行できた。

敦仁はきかんしゃトーマスが好きだったこともあって、ミニSLを見ると目を輝かせて乗りたがった。順番を待ってから、家族みんなで一列になってミニSLにまたがる。運転手役のボランティアが前方を指さして言う。

「出発進行！」

ミニSLがゆっくりと動きはじめると、敦仁は興奮をあらわにした。スタッフが声をかけると、満面の笑みで大きく手を振る。

施設内で遊んでいるうちに、長女の方も秋祭りの空気に慣れてきて、敦仁の手を引いて「もう一度あそこ行こう」と言ったり、親しくなったボランティアに弟を紹介したりした。敦仁も姉がいて安心しているようだった。両親は子供たちを見て、ホスピスに来て良かったと心から思った。

秋祭り以降、家族の中でホスピスの話題がよく出るようになった。敦仁と長女はことあるごとに「また遊びに行きたい」と言い、両親の方もこまめに連絡を取って開催予定のイベントを調べた。

家族がホスピスを頼りにした背景には、夏以降スタッフが重ねてきた努力があった。スタッフは折を見て登録しているメンバーに連絡をしたり、雑談の中で悩み事を聞いたりと、これまで以上にコミュニケーションの回数を増やして信頼関係を強化したのだ。

市川雅子は次のように述べる。

「これまで必ずしも思い通りにいかなかったこともあったので、より細かくご家族と連絡を取り合うことが重要と話すようになりました。その際に活用したのが、担当制です。オープン当初から、子供一人にスタッフが一人担当につくというシステムをとっていましたが、役割がそれほどはっきりしていなかった。そこで担当のスタッフが、それぞれの利用者にＬＩＮＥ、電話、手紙などでできるだけ連絡を取ることにしたんです。そうした中で、関係が深まることはあったでしょうね」

大矢佳代も語る。

「ＬＩＮＥのやりとりを意識的にしていました。内容はそんな深いものじゃありません。日常の些細《ささい》なことをつたえ合う、情報交換をする、イベントのお知らせをするといったことなんですが、回数を重ねるにつれて相談につながったり、信頼を抱くきっかけになったりするんです」

敦仁の両親もホスピスに全幅の信頼を寄せ、子供が遊んでいる間、スタッフと円形の大きなソファーに横になってくつろぎ、たわいもない会話に花を咲かせるほどだった。

しかし、そんな日々は長くはつづかなかった。二月に入って間もなく、敦仁の容態が急変したのだ。病状は思いのほか悪く、ＩＣＵに運ばれて治療を受けることになった。その連絡は、父親からホスピスにも入れられた。

スタッフはミーティングを開いて、敦仁のために何ができるかを話し合った。一人がこう言った。

「これまで撮りためた写真があるから、アルバムをつくるのはどう？」

「あっ君、意識がないけど大丈夫かな」

「意識がなくても、何かしら感覚が残っていることってあるよね。ぼんやりと見えているとか、耳だけは聞こえているとか。家族のアルバムが病室にあれば、あっ君もご両親も喜ぶと思う」

スタッフはこれまで撮りためた写真をプリントアウトしてアルバムを作製することにした。敦仁が巨大なクッションにすわって姉と手遊びをしている写真、アンパンマンの主題歌をうたっている写真、きょうだいで中庭から飛行機を見上げている写真、それに加えて姉や母親が描いたイラストなどを挟み、一つひとつにスタッフがメッセージをつけた。もし敦仁が写真を見る力がなくても、母親に読み上げてもらえれば耳に届くかもしれない。

また、大矢は折り紙で敦仁の大好きなきかんしゃトーマスをつくった。それをアルバムに貼《は》り、吹き出しを書いてトーマスが「だいすきな　だいすきな　あっ君へ」と語りかけているようにした。

西出由実は準備が整うと、もう一人のスタッフとともにアルバムを手にして市総合医療センターへお見舞いに行った。ＩＣＵでは面会ができないことから、一階に併設されているカフェで両親と会った。西出はアルバムなど一式を手渡して言った。

「これ、みんなでつくったものなので受け取っていただけますか。私たちは、いつでもホスピスであっ君を待っています」

「ありがとうございます。敦仁もがんばってくれると思います」

両親はアルバムを手に何度も感謝の言葉を述べ、ＩＣＵにいる敦仁のもとへともどって行った。

ＩＣＵでは医師たちによる懸命の治療が行われ、敦仁の病状は一進一退をくり返した。両親が枕元《まくらもと》で呼びかけても反応を示さない。誰の目にも、危険な病状であるのは明白だったが、両親はあきらめずに「あっ君！」「がんばれ！」と励ましの声をかけ、快方に向かうのを祈ることしかできなかった。

二月十六日、ＩＣＵに搬送されてから十日目に、その時が訪れる。敦仁が昏睡《こんすい》状態のまま息を引き取ったのである。二年半の人生だった。

両親は敦仁を失った悲しみに打ちひしがれていたが、ホスピスに連絡することを忘れなかった。敦仁が亡《な》くなったことと、葬儀の日取りをつたえたのだ。これまでの感謝の気持ちもあった。

スタッフは訃報《ふほう》を聞いて悲しみに暮れたが、家族から子供の死をこれほどすぐに知らせてもらい、葬儀の日取りをつたえられたのは初めてだった。

敦仁の通夜《つや》には西出らが、翌日の告別式には市川が喪服を着て参列した。式場には小さな棺《ひつぎ》が置かれ、屈託のない笑顔の敦仁の遺影が飾られていた。あと数年生きられたら、どんな愛らしい子供に育っただろう。遺影を見ているうちに胸がつまった。

西出は言う。

「あっ君は最高にかわいくて、いろんな人をひきつける魅力がありました。ＩＣＵに入ったと聞いた時も、仕事とは関係なしにあっ君のことを思って何かを届けたいと思った。アルバムをつくろうという話になったのも自然な流れでした。

ご両親やお姉ちゃんとはそれなりに関係を築けました。もっとこうすればよかったというのはありますが、きちんと向き合って自分にできることをやっていけば、ここまでは信頼してもらえるんだっていう実感が得られた。今後はそれをどれだけ濃いものにしていくのか、他の家族にも同じようにできるのかということが課題になってくると思います。そういう意味でも、あっ君との出会いは大きかったと思っています」

敦仁との別れによって得た感触は、前年の夏に体験したものとはまったく異なるものだった。

だが、この冬、ホスピスの利用者で命を落としたのは敦仁だけではなかった。翌月には、またも小さな命が失われるのである。

家族をつなぐ

二月の半ば、ホスピスのエントランスの正面には、大きなひな壇が飾られていた。七段の十五人飾りで、赤い布の上には親王をはじめ、三人官女、五人囃子《ばやし》、随臣といったひな人形が豪華な着物を身にまとい、凛々《りり》しい表情で陳列されている。御膳揃《ごぜんぞろい》や屏風《びょうぶ》も美しい細工が施されており、横には本物の花束が立てられていた。

このひな人形は、遺族からの寄贈品だった。第三章で紹介した吉岡咲良だ。咲良の娘は中学一年の時、ホスピスの完成を心待ちにしつつ、白血病で命を落としていた。死後しばらくして咲良は娘と同じ難病の子供たちのためにと、実家から引き継いだひな人形をホスピタル・プレイ・スペシャリストの山地理恵を通してホスピスに寄贈したのである。

ホスピスでは二月になっても利用者の数は少ないままだったので、スタッフの活動は病院へお見舞いに行ったり、チャリティーイベントの準備をしたりと、外での行動に重きが置かれていた。そんな中、唯一《ゆいいつ》の男性スタッフである青儀祐斗の存在感が大きくなっていた。

青儀は二十代後半の理学療法士だ。見た目は物静かでさわやかな今どきの好青年で、子供との接し方がうまい。子供たちにとって「お兄ちゃん」のような存在なのだろう、イベントでは青儀の周りに子供たちが集まり、引っ張りだこになる。

一九八九年、徳島県に生まれた青儀が、障害者福祉を意識したのは、通っていた小学校が特別支援学級との交流を積極的に進めていたからだ。地元の高校を卒業後、福祉職を目指して進学先の大阪府立大学で理学療法を専攻。理学療法とは、体の不自由な人に対してリハビリ等を施すことで動作能力を回復させるものだ。

卒業後は大阪の特別支援学校に就職し、理学療法士として障害児に体を動かす楽しみを教えていた。教え子の一人が市総合医療センターの患者だったことから、こどものホスピスプロジェクトが理学療法士を探していることを聞き、ボランティアとして加わった。

青儀が参加したのは、「わくわくプレスクール」だった。遊びや学びのイベントで、青儀の役割は難病で体が不自由になった子供たちを抱っこして遊戯に参加させたり、元気なきょうだいとヘトヘトになるまで追いかけっこをする。支援学校とは異なる子供や家族の一面が垣間見《かいまみ》える場だった。

ボランティアをはじめて三年目、青儀はプロジェクト側から一つの話をもち掛けられる。

「もうすぐ鶴見緑地にこどもホスピスが完成するんや。そこで、青儀さんにスタッフとして働いてほしいと思っているんだけど、やってくれへんか」

青儀の専門性と真摯《しんし》な人柄が買われたのだ。青儀はホスピスの理念に共感していたこともあって引き受けた。

ホスピスがオープンして以来、青儀は説明会からイベントまで事業全般にかかわりながら、理学療法士のキャリアを活《い》かして、体の不自由な子供たちの介助からリハビリの相談まで何でもやってきた。青儀は女性の多い職場で一歩引いたところから自分の役割を理解して行動した。

二〇一六年の秋から翌年の春にかけて、青儀が気にかけていた女の子がいた。小学四年生の三浦沙也加《さやか》(仮名)だ。先述の小林敦仁と同時期にホスピスのメンバー登録を行い、自宅のある京都から月に一度くらいのペースで利用していた。

沙也加は初めてホスピスに来た時には人工呼吸器をつけて車イスに横たわり、体を動かすことさえできない状態だった。両親の話によれば、病気の発覚は突然だったという。それまでは普通に学校に通って水泳も習っていたのに、急に意識を失って倒れて病院に搬送されたものの、意識がもどらず、自発的な呼吸さえできなくなった。

精密検査の結果、知らぬ間に体内にできたがんが脳に回って、脳出血を引き起こしたと判明した。脳機能の一部が損傷していて、治療の手立てはないと告げられた。

両親にしてみれば、あまりに唐突なことであり、起きたことを理解するだけで精一杯だった。医療ソーシャルワーカーが相談に乗り、今後の生活について話し合った時、紹介されたのがホスピスだった。

医療ソーシャルワーカーは、両親の同意を得た上で、ホスピスに連絡をしてきた。

「うちの病院に、小学四年生の女の子の患者がいます。脳出血で意識がなく、ドクターからは春を迎えられないだろうと診断されています。ただ、車イスに乗せて外出させることはできますので、ホスピスを利用させていただけないでしょうか」

さっそく市川と西出は京都の病院へ出向いて、母親と面会をした。母親は意気消沈し、沙也加はベッドに横たわったまま反応を示さない。市川らは状況の深刻さを理解し、こういう家族にこそホスピスを利用してもらいたい、と思ってその場で手続きを進めた。

九月になって間もなく、両親は沙也加をホスピスにつれてきた。二歳年下の弟も一緒だった。

スタッフは一家を迎え入れて間もなく様子がおかしいことに気づいた。終末期の子供をもつ親の大半は、目的を決めてホスピスにやってくるが、沙也加の両親はしたいことがないばかりか、スタッフの提案を受けても首をかしげて戸惑うばかりだった。話を聞いているうちに事情がわかった。両親は病院の医師からはっきりとした病状の説明を受けていなかったのだ。両親は沙也加の快復を期待していたので、残された時間を有意義につかうという発想をもてずにいた。

もう一つスタッフを悩ませたのは、弟はもっと状況を理解していないことだった。ある日突然倒れて、植物状態になってしまった姉を受け入れられず、近づくことさえできずにいた。

ホスピスにいる間、弟はスタッフとともにボール投げや本読みをしたが、その間一度も姉を見ようとしなかった。「お姉ちゃんは何が好きなの?」「お姉ちゃんも誘ってあげる?」と尋ねられても、口を固くつぐんで答えようとせず、スタッフが姉をつれてこようとすると、さりげなく別の部屋へ行ってしまう。

青儀は振り返る。

「弟君は、お姉ちゃんがいきなりああいう状態になって、不安と動揺で混乱していたんだと思います。お姉ちゃんの体調のこと、家族の未来のこと、あるいは両親がお姉ちゃんにかかりきりになっていることへの寂しさもあったかもしれません。いろんな感情がないまぜになって、お姉ちゃんとの間に溝ができてしまって、自分でもそれをどう埋めればいいのかわからなかった。ただただ戸惑っているという印象でした」

青儀はスタッフらとホスピスとして何ができるかを話し合った。問題の根本には、病院の医師の説明不足があるのは明白だった。

こうしたことが起るのは、病院側の家族に対する告知の方針が定まっていないためだ。市総合医療センターの原純一は、病気が治らないと判断した時点で、その事実を家族にきちんとつたえて、残された時間を有意義につかうことを提案する。しかし、病院によっては、現場の医師が言葉を濁すことで、家族を中途半端《はんぱ》な状態に置いてしまうことがある。沙也加の家族がまさにそうだった。

スタッフは何度か話し合った末、沙也加を紹介した医療ソーシャルワーカーを通じて病院側と面会をし、家族の現状をつたえることを決めた。病院とホスピスが同じ方角を向くことが、家族の利益につながるはずだ。

病院に赴いたのは、医療現場に通じている看護師の西出らだった。彼女たちは医師、看護師、ソーシャルワーカーらと面会し、治療の見通しを聞き、ホスピスとしてやりたいと思っていることを話した。病院側も、一定の理解を示してくれた。

これを機に、両親は病院から病気の詳細を説明されたらしく、それなりに覚悟を決めて動けるようになった。ただ、弟の方は小学二年生ということもあって、まだ戸惑いがあった。

青儀はそんな弟の様子を見て、自分がつなぎ役になろうと決めた。ブランコに沙也加を乗せる時に弟に手伝ってもらったり、昼食を注文する時に姉が何を好きだったかを尋ねたりしたのだ。

そんな中で、青儀が沙也加と弟の距離が縮まったと実感した瞬間があった。遊んでいた時に誰からともなく家族写真を撮ろうという話になった。母親が沙也加を抱きかかえてカメラの方を向いたが、弟はオモチャの赤い車に乗ったまま近づくことを躊躇《ちゅうちょ》していた。

青儀はこう促した。

「ほら、写真だよ。お姉ちゃんの横に立って」

弟はおずおずと沙也加の隣に並ぶ。青儀はさらに言った。

「もっと近づいて。もっと！　ほら、笑顔やでー。家族一緒に楽しそうにな！」

すると、弟は自分から手を伸ばして姉の手を握った。そして顔いっぱいに笑みを浮かべて写真に収まったのだ。

これ以降、家族の距離が一気に縮んだ。みんなの共通の願いは、一度でいいから沙也加とコミュニケーションをとることだった。治る見込みがないのはわかっていても、願わずにいられなかった。

そんな彼女が、家族に一筋の光をもたらしたことがあった。ある日、家族がホスピスに遊びに来たところ、ボランティアの音楽療法士が「ピアノの演奏をしてあげようか」と口火を切り、彼女のピアノ演奏をバックに、みんなで絵本の読み聞かせをした。

スタッフが絵本の朗読をはじめた時、沙也加は無表情で天井を向いていた。だが、読み進めるにつれて、沙也加の瞳《ひとみ》が潤《うる》んできた。透明な涙が少しずつ溜《た》まっていく。

スタッフの一人がそれに気づいて言った。

「あれ、沙也加ちゃんが泣いてる！」

両親や弟が集まって、沙也加の顔をのぞき込む。たしかにその目は泣いているように潤んでいる。

「感動してるんだよ。沙也加ちゃん、体は動かせなくても、耳だけはちゃんと聞こえていて、ピアノの音や絵本の話がわかっているんだ！」

家族は大喜びして耳元に口を近づけ、次々に沙也加の名前を呼んだ。

この頃の家族について、青儀は語る。

「家族の関係は、ホスピスに遊びに来る度に温かなものになっていくように見えました。病院の先生方がきちんと対応してくださったお陰で、ご両親は覚悟を決めたようでしたし、僕らも間に立って家族が一つになるお手伝いができた。それが良かったんだと思います。

印象深かったのが、お父さんが沙也加ちゃんをホスピスのお風呂《ふろ》に入れた時のことでした。大きなお風呂があるのを知って、お父さんが『沙也加を病院以外のお風呂に入れてあげたい』とおっしゃったんです。それで、僕らがサポートをして、お父さんに沙也加ちゃんとお風呂に入ってもらうことにした。

お父さんは水着に着替えて、沙也加ちゃんを抱っこしてお湯に入りました。暑くて汗をびっしょりかいていましたが、ものすごく楽しそうでしたね。僕が隣で入浴の介助をして、市川さんが額から流れる汗を拭《ふ》いてあげていました。沙也加ちゃんも心地よさそうな表情を浮かべて、その場にいたみんなが幸せな気持ちになりました。

お風呂から出た後、お父さんは顔を真っ赤にしながらも、満足したように『沙也加をお風呂に入れてあげられてよかった』『沙也加も心から楽しんでくれたにちがいない』って何度も言っていました」

両親が覚悟を決め、弟が歩み寄りを見せたことで、かけがえのない思い出をつくっていけるようになったのだろう。スタッフの取り組みが形になったのだ。

しかし、家族にはそれほど長い時間は残されていなかった。沙也加の動かぬ体は確実にがんに蝕《むしば》まれていた。そして三月のある日、沙也加は十歳であの世へと旅立っていった。

病院で沙也加が亡くなった後、両親はホスピスに連絡をくれた。死去の報とあわせて、これまでの感謝をつたえたのである。

後日、青儀はもう一人の女性スタッフとともに花をもって、沙也加の家を訪れた。家では父親が不在だったことから、母親が弟とともに出迎えてくれた。

母親は青儀らを家に招き入れ、みなで遺影の前で手を合わせた後、これまで撮った沙也加の写真を出してきて思い出話をはじめた。病室のベッドで家族みんなで横たわっておしゃべりに興じたこと、家族写真を何枚も撮ったことなどをとりとめもなく語った。覚悟を決めていたとはいえ、あまりにも早い我が子との別れに心をかき乱され、誰かと思い出を共有したいと思ったのかもしれない。

弟がそんな母親の様子を見て、青儀の手を引っ張った。

「ねえ、青儀さん、こっちで遊ぼ」

「ん？」

「あっちにオモチャがあるねん。見せてあげる」

弟の目が真剣だった。青儀は思うところがあるのかもしれないと感じ、もう一人のスタッフに母親への対応を任せ、弟と別室へ行くことにした。

弟は別室でオモチャで遊びながら擦り傷を見せて「学校でソフトボールをやってケガをしたんや」と言っていた。その間も母親の様子が気になるらしく、チラチラと目線を向けている。

青儀は相手をしながら、母親も弟もまだ沙也加の死を受け入れる途上にいるのだろうと感じた。事前に余命宣告を受けていたとはいえ、死を簡単に受容できるわけではない。家族を失うということは想像をはるかに超えた悲しみであり、その先には多くのことが待ち受けている。遺族は一つひとつそれを乗り越えていかなければならないのだ。

こうしてホスピスは一年目の終わりを迎えようとしていた。

第八章　友のいる家

二年目の春

四月になって春の陽ざしが照りつけると、鶴見緑地は開花した無数の桜によって暖かな色で染め上げられた。

かつて花博の会場となった公園には、ソメイヨシノをはじめとして陽光桜や八重桜など約千四百本もの桜の木が並んでいる。花弁の色は種類によって、朱色、緋《ひ》色、韓《から》紅《くれない》、茜《あかね》色と少しずつ異なり、風が吹くたびに、それらが驟雨《しゅうう》のように舞い、池の上を泳ぐ。

ホスピスは二年目を迎えたことで、新たな方針を打ち出していた。

一年目はあらゆる程度の難病の子供を受け入れ、イベントから個人利用まで幅広く活動し、地域を巻き込むことで難病の子供への理解を促すことを目指していた。だが、香奈枝や祐大の死を経験したことで、重篤《じゅうとく》な子供たちに接する時間は想像よりはるかに短いことに気がついた。

そんな中で、年が明けて亡《な》くなった敦仁や沙也加との出会いは、新たなことを教えてくれた。利用回数が少なくても、重点的に寄り添えば、それなりのことはできるということだ。ただ、それにはホスピス全体が、そこに活動の重きを置く必要がある。

そこで見直したのが、メンバーの選定基準だ。従来、ホスピスでは難病の子供を次の三つに分けていた。


Ⅰ．一年以内に亡くなる可能性のある子供。

Ⅱ．小児がんの治療中か再発の可能性のある子供、もしくは神経系の病気で入退院をくり返している子供。

Ⅲ．治療終了から一年以上が経《た》って、学校へ行きはじめたくらいの安定期の子供。


当初はすべての子供を受け入れていたが、二年目からは全面的に見直して、ⅠとⅡの子供に絞ることにした。特にⅠの子供を最優先して受け入れ、担当制を敷くことで、利用していない時でも頻繁に連絡を取り合えるようにした。こうすれば、安定した子供向けのイベントは減るが、そのぶん個々に向き合える。

では、スタッフは何を目指したのか。西出の言葉である。

「一年目は子供や家族との距離を測っている間に終わってしまった印象でした。夏か秋くらいに、これじゃダメだってことになってみんなとも話し合って導き出したのが『友として寄り添う』という原点に立ち返ることでした。

ここで求められているのは病院の看護師と患者のような関係ではなく、友達のような間柄なんです。ベッドでスタッフと子供が横になって、天井を見つめながら笑い話をするみたいな関係。そうなれれば、子供にとっても、家族にとっても、特別な存在になれると思うんです」

そう、病院から離れて、自分が自分でいられる時間をすごすことを望む人々にとって必要なのは「友」なのだ。二年目を迎えたスタッフは、まさにそれを目指したのである。

四月十五日の土曜日の朝、ホスピスでは「スプリングコンサート」が開催された。一階のもっとも大きな部屋にプロのギタリストとバイオリニストを招いて、利用者向けの演奏会を行ったのだ。客席には六十人ほどの利用者とその家族が集まった。

プロによる演奏会は午前中でいったん幕を下ろし、昼休みを挟んだ午後の部から別の演奏者のコンサートに切り替わった。オープン当初から利用していた森岡渉による演奏だ。第六章で触れた、カルタゲナー症候群によって呼吸器官の難病を抱えて育ったものの、ドラムとの出会いが人生の転換点となった青年である。

　ホスピスでは、利用者の年齢は十八歳以下と決められている。渉はオープンから一年間、ほとんど毎月ドラムの練習にやってきていたが、今年で十九歳を迎えることから「卒業」が決まっていた。そこでホスピスはコンサートの午後の部を彼の卒業イベントにして、盛大に送り出すことにしたのだ。

　午後一時十五分、観客の万雷の拍手に迎えられて、渉は入場してきた。母親に支えられながら、中央のドラムセットの前にゆっくりとすわり、両手で二本の木のスティックを握りしめる。気管切開された喉《のど》には、酸素を送り込む管がつけられたままだ。隣にはピアノが置かれ、渉に音楽の素晴らしさを教えた音楽療法士の女性が腰を下ろしている。

　渉は緊張をほぐすため何度か天井を仰ぎ見た。窓からは昼下がりの陽が射《さ》し込んでいる。渉はピアノの前の音楽療法士に目配せをすると、「スリー、ツー、ワン」という掛け声とともに、演奏をはじめた。観客たちは流れはじめた音楽を聴くと目を丸くし、「おお！」と声を上げて笑顔になった。ピンク・レディーの「ＵＦＯ」だったのだ。渉はその反応を見て、してやったりとほくそ笑んで力いっぱいスティックを振り下ろす。

観客はドラムのリズムで盛り上がり、数人の大人が歌を口ずさみはじめる。歌詞を知らない子供たちも、ホスピスのスタッフからわたされたタンバリンやマラカスを手にして一緒になってリズムをとる。広い部屋はすぐに熱気につつまれ、車イスの子供たちも曲に合わせて体を揺らしている。

一曲目の演奏が終わると、観客から割れんばかりの拍手が沸き起こった。渉は少し照れ臭そうな表情を浮かべると、熱が冷めないうちに二曲目の演奏に入る。次は携帯電話のＣＭで有名になった「海の声」だ。若い子供たちの方が歓声を上げる。

音楽療法士と相談して演目を決めたのだろう。その後の選曲もバラエティーに富んでおり、吉本新喜劇のテーマソングで笑いを巻き起こしたと思ったら、「情熱大陸」のテーマ曲で引き締め、中島みゆきの「糸」で心に余韻を残す。いろんな曲を掛け合わせて、人の心を震わせる。

コンサートのクライマックスは、マイクを握りしめた渉の祖父の登場だった。沖縄に住んでいる祖父が、この日のためにはるばる大阪まで出てきたのだ。招かれたステージで祖父は客席に向かって感謝の言葉を述べ、沖縄の美しさをたたえる「芭蕉布《ばしょうふ》」

を美声でうたう。

会場の人々は水を打ったように静まり返って聴き入った。孫の大きな晴れ舞台を力いっぱい応援しようとしているのだ。

いつの間にか、最前列にすわっている親族たちの間から洟《はな》をすする音がしていた。病気が判明したばかりの時は、家族ですら渉がこの年齢まで生きて、人前で演奏会をするなんて思い描くことができなかっただろう。

スプリングコンサートは、何度かのアンコールの後、「世界に一つだけの花」を演奏して幕を閉じた。その後、私は渉の母親のもとへ歩み寄り、ホスピスを卒業することについての感想を尋ねた。彼女は晴れ晴れとした表情で言った。

「渉は幼い頃からずっと病院生活がつづいて、ようやく家に帰っても友達は一人もいませんでした。一時は荒れていた彼にとって、音楽は初めてできた友達みたいなものです。ホスピスなら本物のドラムを叩《たた》けると喜んで毎月通っていましたし、最後はコンサートという大舞台まで用意していただきました。今日で渉はホスピスを『卒業』しますが、何かあれば来てもいいよって言ってくれてはります。ホスピスはこれからも支えです」

一年の利用ではあったが、渉ばかりでなく、母親にとってもホスピスは心の拠《よ》り所になっていたのだろう。

　二年目のホスピスが取り組むのは、渉のような子供を送り出す一方で、死が迫った子供を受け入れることだった。予定通り、説明会や面会を通してそういう子供たちの登録を増やしていったが、その矢先に思いがけない再会があった。

　スプリングコンサートの翌月、ホスピスではオープン一周年を迎えたことで、五月五日のこどもの日に合わせて写真展を開催する運びになった。これまでの施設でのイベントの様子や、子供の利用する姿を大きな写真パネルにして飾り、利用者はもちろん一般の人にも見てもらうのだ。

　スタッフは膨大な写真の中から展示に適したものや、思い出深いものを選んで、利用者の家族に連絡して写真展での使用許可を取る作業を進めた。こうした中で、代表理事の高場が、どうしてもつかいたいと言いだした一枚の写真があった。写っていたのは、二歳の長谷川祐大。ホスピスの利用者で亡くなった二人目の子供である。

　初めて祐大がやってきたのは、前の年の九月のまだ少し暑い日のことだった。両親が重箱に祐大の好きな食事をつめてやってきたので、スタッフは芝生にパラソルとビニールシートを用意してピクニック気分で食べてもらった。写真というのは、この時にスタッフが何げなく撮ったもので、パラソルの下に両親がすわり、大きめの帽子をかぶった祐大にご飯を食べさせている一家団欒《だんらん》の光景だ（ご両親のお許しのもと、左頁に掲載）。

高場はこの写真にホスピスの目指す「幸せな日常」があると感じ、講演会や説明会で写真をイラスト化したものをつかっていた。そのため、初年度を振り返る写真展で、この写真を展示したかったが、祐大の死後、ホスピスと両親とのやりとりは途絶えていた。彼はスタッフと相談し、誠意を示すためにも、いきなり祐大の両親に電話をかけるのではなく、高場が夫に、西出が妻にそれぞれ手紙を出し、写真展への思いをつたえた上で、写真使用の打診をした。

数日後、両親から手紙が返ってきた。そこには、写真使用を快諾することにくわえ、ホスピスを二回利用できたことへの感謝と、スタッフの温かい気づかいへのお礼が丁寧に綴《つづ》られていた。

五月五日、写真展「Beside You～いつもそばにいるよ～」が開催された。ホスピスには一階から二階まで多数の部屋があり、長い廊下やテラスもある。そこに子供たちのパネル写真が所狭しと飾られた。

会場には、利用者だけでなく、近所に暮らす人や大学生が訪れ、スタッフから説明を受けて一枚一枚を食い入るように見つめた。難病の子供たちの弾《はじ》けるような笑顔、両親の子供に向けた温かな眼差《まなざ》し、ボランティアたちの真剣な表情。訪れた人の一部は、感極まって涙ぐんだ。

こうした来場者の中に、祐大の母親の姿もあった。母親は自分の意志で、息子の写真を見にやってきたのである。

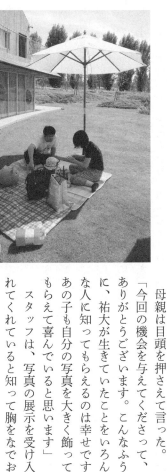

スタッフはすぐに母親の姿に気がついて歩み寄り、パネルを展示してある部屋へ案内した。そこには初めて来た日の昼食の時の写真が大きく飾られていた。

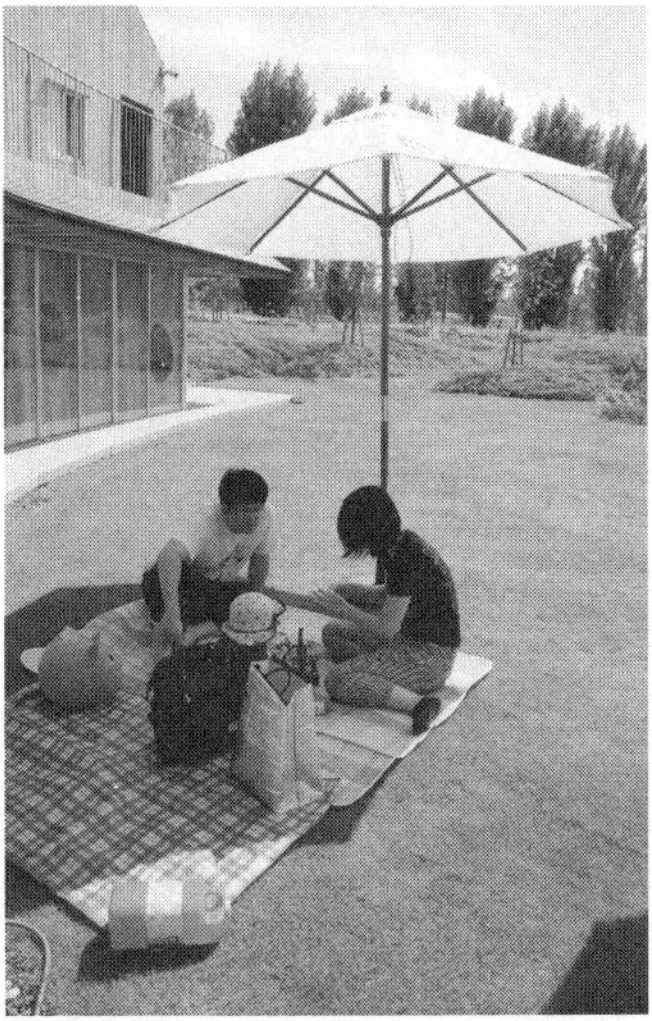

母親は目頭を押さえて言った。

「今回の機会を与えてくださって、ありがとうございます。こんなふうに、祐大が生きていたことをいろんな人に知ってもらえるのは幸せです。あの子も自分の写真を大きく飾ってもらえて喜んでいると思います」

スタッフは、写真の展示を受け入れてくれていると知って胸をなでおろした。

ふと見ると、母親のお腹《なか》が新しい命を宿して大きくなっていた。祐大の弟に当たる次男が生まれるのだという。

母親は言った。

「こうして二人目を考えられるようになったのも、祐大という素敵な子と出会えたおかげです。闘病の最中でも祐大と良い思い出をたくさんつくれたのが大きかったです。天国の祐大も、弟が生まれることを喜んでくれているはずやと思っています」

ゆっくりとだが両親はその先の人生を歩みだしているのだろう。

スタッフの一人である青儀は帰り際《ぎわ》、パネルに使用した写真をＳＤカードにコピーして手渡した。家族の記念にしてもらいたかった。

この写真展がきっかけとなり、ホスピスは再び両親と連絡を取り合うようになった。両親にしてみても、ホスピスは祐大のことを語れる数少ない場所だった。

両親はスタッフと付き合っているうちにホスピスの活動に改めて賛同し、毎月一定額の寄付をするマンスリーサポーターに登録し、パンフレット用のインタビューにも応じた。また、寄付を集めるために、大阪マラソンのチャリティーランナーとして出場している。

なぜ両親はホスピスの活動に協力を申し出たのか。それは自分たちの経験と深くかかわっているという。父親は次のように語る。

「僕ら夫婦がホスピスに共感できたのは、祐大と後悔のない満足した日々をすごすことができたからだと思ってます。市総合医療センターで原先生から祐大の病気は治らないと言われた時は、魂が抜けたような気持ちになりました。でも、後に原先生がかけてくれた言葉は、そんな考え方を大きく変えてくれました。原先生はこう言ったんです。

『このまま抗がん剤治療をしても祐大君は病室で苦しんで亡くなっていくだけです。自分はそんな子を嫌というほど見てきたし、後で親が子供に何もしてあげられなかったと後悔する姿も見てきた。そのことを知っている医師として、自分はあなたがたを同じようなつらい目にあわせたくない。

必要なのは、治る見込みのない幼い子供に苦しい治療を強いることじゃなく、子供の残された命を充実させてあげることだと思います。それができれば、祐大君もご両親のもとに生まれてきたことをよかったと思うし、ご両親も祐大君を授かってよかったと思えるはず。そういう幸せの見つけ方もあるんじゃないでしょうか』

これを聞いた瞬間、僕ら夫婦は目を開かされました。親が意固地になって祐大をベッドに縛りつけるより、短い期間かもしれないけど、祐大のしたいことを好きなだけさせてあげようと考え直したんです。それ以来、僕たち夫婦は自由にできる時間をすべて祐大のためにつかうことにしました」

両親は祐大に必要な治療は受けさせる一方で、平日休日を問わず体調が良い日はいろんな遊び場へつれて行った。公園、遊園地、テーマパークなど行先はその時々によってちがったが、祐大がもっとも喜んだのは、「神戸アンパンマンこどもミュージアム&モール」だった。

両親は祐大を大好きなアンパンマンに会わせてあげたいと思っていた。ただ、体調に不安があったことから事前にミュージアムに問い合わせをした。小児がんをわずらっていて余命宣告をされている息子にショーを見せてあげることはできるか、と。

担当者はこう答えた。

「もちろんです。ぜひお越しください。我々の方でもお子様に何ができるかを考えておきます」

九月二日、二人は祐大をつれて祖父母とともにミュージアムへ行った。緊急の時のために、特別に職員がサポート役としてついてくれた。

楽しみにしていたショーは、大きなステージで開催された。アンパンマンが登場して、悪役と闘って勝つという筋立てで、祐大はアンパンマンのマントを肩につけて、他の子供たちと一緒になって応援した。

　ステージでのショーが終了した後、両親と祐大は職員から少し残ってくれと言われて席についていた。観客が去った後、予期せぬことが起きた。突然、アンパンマンがステージの袖《そで》から現れ、祐大のもとへ下りてきたのだ。アンパンマンは祐大と握手をして言った。

「祐大君だね！　僕、アンパンマン。祐大君、君と僕とは友達だよ！」

　ミュージアムの職員が祐大のためにと特別に手配してくれていたのだ。祐大は驚きと感動で言葉が出なくなるほどだった。

　この体験がよほど印象深かったのだろう。次の日も、また次の日も祐大はアンパンマンのことばかり口にしていた。ミュージアムのお土産コーナーで買ったアンパンマンのお菓子を病棟の友達に配っては、そこでもアンパンマンと会ったという話を夢中でした。夫婦は息子の嬉《うれ》しそうな表情を見て、原から言われたことの意味を実感した。

　夫婦がホスピスを利用することになったのは、ミュージアムへ行った八日後のことだった。イベントで盛り上がるのもいいが、家族水入らずでゆっくりとしたいと考えていた矢先に病院で紹介されたのだ。

　夫婦は先述のように祐大とホスピスを二回利用した。ただ、スタッフは、利用回数が少なかったので、家族と深くつながれなかったことを悔やんでいた。

後日、私は父親にそのことを話してみた。父親はこう答えた。

「ホスピスのみなさんの思い過ごしです。私たちはホスピスでしかできない望み通りの時間をすごすことができました。最初の日は、お庭にビニールのプールを出してもらって、初めて水遊びをしました。あの日がなければ、祐大は水遊びの経験がないまま亡くなっていたことでしょう。二回目の時だって、十組以上の家族を招いて大きなパーティーを開かせていただきました。あんな盛大なパーティーは自宅ではできませんよ。二回の利用で、私たちは自分たちが考えていた以上の満ち足りた時間をここで経験することができました。それは家族にとって永遠に残る思い出なんです」

こう言い切れるのは、両親が祐大の死を「最高の終わり方」と捉《とら》えているからだ。

家族三人が最後の旅行先として、ユニバーサル・スタジオ・ジャパンへ出かけたのは、十月七日のことだった。少し前に外泊中に吐血をしたことで、残された時間が短いと考え、一泊旅行をすることに決めた。担当医は両親からそれを聞くと、思いをくみ取って外出許可を出し、万が一の時のために病状を細かく記した書類を作成してくれた。

金曜日だったこともあって、ユニバーサル・スタジオ・ジャパンは休日にくらべれば空《す》いていた。祐大はそれまで外国のキャラクターではスヌーピーがお気に入りだったが、ここに来たことで『ミニオンズ』の主人公ミニオンに心を奪われた。いたずら好きで愛らしいキャラに魅了されたのだろう。お土産コーナーに寄った際に、両親がスヌーピーを勧めても、祐大は頑として言い張った。

「ミニオンがいい！　これがほしい！」

これは生まれて初めて祐大が見せたわがままだった。両親はそんな息子の言葉に自我の芽生えを感じ取り、全身を病魔に侵されてもなお成長をつづけていることにこみ上げてくるものを感じた。

病院へもどった祐大の容態が急変したのは、一週間後だった。肺への転移によって咳《せき》が止まらなくなり、呼吸困難に陥ったのである。医師が苦しみを緩和するためにモルヒネを打つと、意識が遠のいてせん妄の症状が現れた。

医師は両親につげた。

「最期《さいご》が迫っています。身近な方にお伝えした方がいいと思います」

その時が来たら、親族全員で看取《みと》ると決めていたので、両親はすぐに祖父母など親族を呼んだ。親族は病室に到着した順にベッドサイドに立って祐大に声をかけ、手を握り、肩をさする。祐大の意識はもどらず、パルスオキシメーターが示す動脈血液の酸素飽和度が下がっていく。

両親は祐大を抱きしめて呼びかけることしかできなかった。看護師はその時を察したように言った。

「祐大君の顔を見ていてあげてくださいね」

家族の愛情だけをつたえたかったのだろう、看護師は指につけていたパルスオキシメーターを外した。両親に代わる代わる抱きしめられながら、午後一時に、祐大はあの世へ旅立った。

父親は当時を思い出して涙をこらえながら語った。

「病院の方々も本当に良くしてくださいました。亡くなった後、僕らが浴槽で祐大の体を洗ってあげ、看護師さんに死に化粧をしてもらいました。病院から搬送する際、先生や看護師さんら四十人近い人たちが見送りにやってきてくれて、『祐大君、がんばったね』『会えてよかったよ』と声をかけてくれた。この病院で最期を迎えられたことは幸せでした。

僕ら夫婦は、この病院やホスピスに出会えて運がよかったと思っています。みなさんと出会う前までは、何もかも祐大が亡くなった時点で終わりなんだと思っていました。病院との関係も、一緒に闘病していた子供たちとの関係も。

でも、祐大が逝《い》った後も、ホスピスの事業にかかわれたり、原先生とお話ができたり、取材を受けて祐大について話したりすることができる。そうしてみれば、祐大の死は終わりじゃなくて、また新たなことのはじまりだったと言えるんです。今、私たちがホスピスのお手伝いをさせていただいているのは、他の親にもこうしたことを知ってほしいからなんです」

スタッフは、両親の言葉から重要なことを教えられた。ホスピスに対する満足度は、必ずしも利用した回数に比例するわけではない。たとえ一回の利用で終わったとしても、家族のストーリーの中で貴重な一ページになることが重要なのだ。極言すれば、その一ページをつくることが、ホスピスの役割なのだ。

事務局長の水谷綾は言う。

「ホスピスとしては、家族がたくさん利用したいと思っていれば、できるだけそれに応じたいと考えています。でも、容態が重くて体調の波が激しい場合は、家族が望んでいても、なかなか十分な利用ができない子も出てきます。

だからこそ、私たちは一回一回を大事にしたいのです。ホスピスにとってはたくさんいる利用者のうちの一組であり、数ある出会いのうちの一つかもしれません。でも、お子さんやご家族にとっては、一生で一度のチャンスになる可能性だってあるんです。

私たちが目指すのは、〝LIVE DEEP（深く生きる）〟の実現です。一回一回の出会いにきちんと向き合って、できるだけ深くかかわったり、その部分で何かを提供したりしたいのです」

短くとも、深く生きる。それが二年目を迎えたホスピスが目標とするあり方だった。

夏夜のキャンプ

夏が近づいた頃、ホスピスは前々から温めていた企画を準備していた。利用者家族による宿泊キャンプだ。

ホスピスは、設計段階から宿泊を想定して寝泊まりできる部屋を用意していた。ただ、一年目は、どのような家族が利用するのか、緊急事態の対応をどうするかが決まっておらず、実施は見送られていた。

二年目を迎えたことで、スタッフは宿泊企画を始動させることを決めた。キャンプという日常とはかけ離れた特別な時間を提供したかったし、それによってこれまでとはちがった関係性を子供たちともてるのではないかという期待があった。

スタッフの中で、この企画に人一倍熱い思いを抱いていたのが代表理事の高場だった。十歳になる長男の宗一郎が、二十四時間の介護が必要な重度脳性麻痺《まひ》を患《わずら》っていることは先述した。そんな高場のささやかな楽しみが親子二人で行く温泉旅行だった。伊豆や箱根などの旅館の温泉付きの個室を借り、高場は宗一郎を支えて温かいお湯につからせる。宗一郎は動くこともしゃべることもできなかったが、お湯に入ると心地よさそうに表情を和らげる。外の涼しい風や畳の香りを感じ、普段とはまったく違う目の動きをした。毎晩息子の介護をしている高場自身にとっても大きなリフレッシュになった。

こうしたこともあり、高場はホスピスの利用者にも、宿泊キャンプを通して同じような体験をしてもらいたかった。家族の中には経済的な事情で旅行に行けないとか、万が一のことを考えると不安だと感じる人たちが少なからずいる。ホスピス内でキャンプ体験ができれば、そういう家族の希望をかなえられるはずだ。

ホスピスは、大和ハウスの「大和ハウスグループ　エンドレス募金」から助成金を受け、夏から秋に三回にわけて宿泊キャンプを開催した。初回の七月は小児がんの子供のみ、二回目の十月は条件なし、三回目の十一月は小児がん以外の子供を対象とするものだった。

七月の第一回キャンプは「ＴＣＨキャンプ」と名づけられ、小児がんの子供がいる家族五組が参加した。対象の子供は未就学児から小学生くらいの年齢だった。

昼過ぎに家族はホスピスに集まり、スタッフからスケジュールの説明を受けた。参加者は初対面が大半だったため、一人ひとり自己紹介をし、趣味やキャンプでやりたいことを順番に話した。

その後は自由時間で、スタッフに誘われて庭に出て水遊びをするグループと、室内でボードゲームをするグループにわかれた。難病の子のきょうだいも参加してすぐに仲良くなった。夕食はみんなで一カ所に集まってカレーライスを食べた。

日が暮れた後は、室内でマジックショーが開かれた。心斎橋でマジック・バーを経営しているミスターシンが招かれてマジックを披露すると、子供たちは前のめりになり、「すげえ！」「どうやってんの？」と口々に言う。大半の子供たちにしてみれば、未知の世界の扉が急に開いたような感覚だろう。

夜が更《ふ》けると、いよいよテントで過ごすキャンプの時間だ。庭には、夕方に父親と子供たちが力を合わせて準備した巨大な白いテントが張られていた。モンゴルのゲルのような形の本格的なもので、無数のＬＥＤライトが取り付けられている。テントの中にも飾り付けがしてあり、キャラクターのクッションやテーブル、それにオモチャなどがもち込まれる。小さな子たちはそれで遊び、小学生くらいの子供たちは横に並んでアニメの上映会を楽しんだ。また、体調がすぐれない子供のいる家族については、個室や二階のテラスに小型のテントを張って家族だけの時間を楽しめるようにした。

この日、屋内のテントで一晩をすごした中に、角谷《すみや》希平《きっぺい》の家族がいた。小児がんにかかっている五歳の男の子だ。三歳の時に、腎臓に小児がんの一種である腎芽腫《じんがしゅ》（ウィルムス腫瘍《しゅよう》）が見つかったのだ。闘病をつづけ、体調が落ち着いたのを見計らって、二〇一六年から、ホスピスに来るようになった。二歳上に兄がおり、青儀と遊ぶのが大好きだった。

ホスピスの宿泊キャンプに参加したのは、脳にまでできたがんを取り除く手術を受けた半年後のことだった。闘病の最中、希平はずっと兄とホスピスへ遊びに行くことを夢見ていたため、両親はそれを実現させたいと、宿泊キャンプに応募したのである。

初めてのキャンプだったため、希平は兄とともに浮かれ気味だった。青儀との再会に喜び、ミスターシンのマジックに心を躍らせ、ライトアップされたテントに感動していた。三歳から病魔と闘ってきた彼にとって、この日の体験は映画の世界に入り込んだようなものだった。

父親は次のように語る。

「キャンプは希平にとって待ちに待ったイベントでしたが、お兄ちゃんにとっても貴重な体験でした。小児病棟は子供の立ち入りが禁じられているので、お兄ちゃんは希平に会いに行けず、家族の間に距離ができていました。でも、キャンプで丸一日思い切り遊んだことで、その溝が埋まったみたいでした。また、他の家の子供と出会えたのも大きかったでしょう。自分と同じように難病のきょうだいがいる子が笑顔で普通に遊んでいるのを見て、自分もそうしていいんだと気が楽になったのかもしれません。

親の私たちも同じです。他の家のご両親と夜遅くまで病気の話や、退院後の生活について話ができました。こういう機会がなければ、なかなか親同士が深くつながれませんから」

スタッフの実感はどうだったのか。宿泊キャンプに参加した青儀はこう述べる。

「いろんな家族とともに一晩を過ごすことで、親御さんもお子さんも単なるイベント以上のものをもち帰ってくれたようです。今後は重い病状のお子さんに対する宿泊利用も進めていくことになるでしょう。その場合は、宿泊キャンプというより、個別に家族の宿泊を受け入れ、より個々の希望に応《こた》えるようなやり方になっていくはずです」

ホスピスの目指すところが、余命の短い子供の受け入れにあるとすれば、宿泊イベントもその方向に向かうことになる。定期開催ができれば、ホスピスは活動領域を大きく広げられるだろう。

友として寄り添う

夏から秋にかけて、ホスピスでは宿泊キャンプを行う一方で、スタッフは大阪府内の病院訪問を積極的にこなしていた。小児科の医師、看護師、医療ソーシャルワーカーなどに会い、ホスピスの事業を説明して、協力を打診していたのである。

これまでホスピスの利用者の多くは、市総合医療センターの患者だった。設立の経緯から、医師や看護師が全面的に協力してくれていたし、目指す方向性も一致していたので物事が円滑に進んだ。

けれど、ホスピスが民間の施設である以上、他にも様々な病院から患者を受け入れるべきだ。そのためには、病院に対してホスピスの取り組みを理解してもらった上で、連携の基盤をつくらなければならない。初年度にあったように、病院とホスピスの足並みがそろっていなければ、家族がしわ寄せを受けかねない。病院訪問は、看護師資格をもつ市川や西出が主に担《にな》った。

一方、高場は代表理事という立場から、広く日本各地の病院への働きかけも不可欠だと考えていた。ホスピスの役割には、難病の子供たちのQOLを高め、その重要性を小児医療の関係者にわかってもらうことも含まれる。ただ、一都市の民間施設がいくらそれを訴えたところで、どこまで広まるかは心もとない。それを考えた時、ホスピス単独で行うのではなく、全国にいる同じ志の医療者とともに取り組むことが重要だ。

高場の言葉である。

「医療の世界は、どうしてもドクターの発言力が強いんです。私たち民間団体が声高に訴えるより、名のあるドクターがしかるべきところで声を上げてくれた方が業界に及ぼす影響力はある。

ただ、ドクターは日々の仕事でいっぱいですし、表に立って発言することを躊躇《ちゅうちょ》する人は少なくない。閉鎖的な世界なので、出る杭《くい》は打たれるということがあるんです。だからこそ、私たちの方で同じ意志をもつドクターにアプローチして、そういう人にきちんと光が当たる舞台を用意するべきなんです。

私たちが目指すのは、ホスピスが目立つことじゃなく、難病の子供が伸び伸びと生きていける社会をつくることです。そのためには明確な意図をもって社会に対して啓発活動をしていかなければなりません」

二年目も半ばをすぎて、ホスピスの目標はより明確になっていたが、一方で子供と接するにつれて、スタッフたちは共通する悩みを抱えるようになっていた。自分たちの取り組みが、本当に子供たちの望みに合致しているのだろうかという難問だ。

市川は言う。

「子供たちって、大人のように意思をうまくつたえられませんよね。大人であれば、『こう思う』って言えますが、子供はなかなか言葉にできない。だから、私たちは子供と接しながら、内面を想像しなければなりません。きっとこう考えているんだろうなと考えて、それに対してベストだと思うことをやっていく。でも、自分の判断が正しいかどうかはわかりませんので、後になってあれは良かったんだろうか、勘違いしてたんじゃないかって悩んでしまう。そこはもどかしいところですね」

子供とて、自分の感情をしっかりと理解できていないことも少なくない。闘病中ともなればなおさらだ。

そんな中、ホスピスのスタッフたちは一人の子供との出会いを通じて、この問題に対して解決の糸口を見つける。根岸歩乃果《ほのか》という五歳の女の子だった。

歩乃果に脳腫瘍が発覚したのは、幼稚園に入園して間もなくのことだった。市総合医療センターで治療を受けていたことからホスピスを紹介された。

ホスピスにやってきた歩乃果は、一目で育ちの良さがわかる愛らしい子だった。同年代の子に比べると大人びた性格で、何でも自分で決めてやろうとする。携帯電話の操作にも慣れていて、ホスピスに来る日は、決まって事前にＬＩＮＥで何をしたいか送ってきた。

好き嫌いもはっきりしていて、女の子らしくシャボン玉遊びなど美しいものを好む一方で、虫が大の苦手。ただ、好奇心が旺盛《おうせい》で、スタッフの青儀が庭に出て芝生にいるバッタやコオロギを採ってあげると、まじまじとそれを見つめて観察し、青儀を「バッタのお兄さん」と呼ぶようになった。

歩乃果が他の難病の子供たちと異なったのは、自分の感情を明確な言葉で表せるところだ。たとえば、誕生日のお祝いで、感想を尋ねられたとする。大概の子供は「嬉しい」と漠然とした回答をするが、歩乃果はちがった。六歳の誕生日の前日に、自らこう言ったのだ。

「明日、誕生日なんだ。歩乃果にとって、四歳も五歳も病気のことで厳しかったから、六歳になっても厳しいと思う。だから六歳になるのが怖いの」

スタッフはこの言葉に難病の子供の心境を垣間見《かいまみ》た気がした。子供はみな誕生日を喜んで迎えていると思っていたが、難病の子供は必ずしもそうではなかったのだ。

また、別の日にはこんなことがあった。少し前から、歩乃果は親と映画館へ行く約束をして楽しみにしていた。ところが、当日は朝からひどい頭痛に襲われ、ベッドから起き上がることもままならなかったため、両親が「体調が良くなってから観《み》に行こうね」とキャンセルを決めた。

歩乃果はこれが不満で、後日スタッフに言った。

「頭が痛いのはいつものことなの。それに何かをしてすぐに治るわけじゃないんでしょ。それなら、頭が痛くたって映画館につれて行ってほしかった」

両親としては娘の体調に配慮したつもりだっただろう。だが、本人からすれば体調の波があるのは日常だ。それなら多少無理をしてでも、行けるうちに行っておきたいというのが本音なのだ。

西出は、歩乃果の口から発せられる言葉を聞いているうちに、重要な発見をたくさんしていることに気がついた。彼女は言う。

「大半の子供はボキャブラリーが乏しいので、自分の思っていることを口に出して表すのが苦手ですよね。でも、歩乃果ちゃんは自分の気持ちを踏まえた上で、こういうふうに考えているとか、こうしたいということをつたえてくる。だから、彼女と話をしていると、他の難病の子供たちもこう考えているんだろうなとか、こんなふうにしてほしいんだってわかるんです。歩乃果ちゃんの要求に耳を傾けることが、他の子供の思いを読み取ることにもなると思っています」

そんなある日のこと、西出らスタッフは歩乃果に一つの頼み事をされた。ホスピスに遊びにやってきた歩乃果が浮かない表情をしていたので、どうしたのかと尋ねたところ、歩乃果はこう言った。

「もうすぐ病院で手術を受けることになってて、それが怖いの。ホスピスのみんなで、どうやったら歩乃果が怖くなくなるか考えて」

子供の方から正面切ってそんなふうに頼んでくることはあまりない。だが、他の子も口に出さないだけで同じように思っているのかもしれない。

西出は他のスタッフたちと話し合った。手術室までついていけるわけではないし、医師に頼んで何かを変えられるわけでもない。ホスピスとして何ができるだろうか。

思いついたのが、歩乃果が大好きな絵本『あなたがだいすき』（鈴木まもる作・ポプラ社）だった。歩乃果はこの絵本を手にしているだけでホッとすると言うほど気に入っていて、毎晩のように母親に読んでもらっていた。

この絵本のセリフを、あるピアニストがメロディーをつけて歌にしていた。西出らは、みんなでこの歌をうたい、それを動画で撮影して送ることにした。そうすれば、病室にいる間も励ますことができる。

スタッフたちはそれぞれ練習をして撮影に挑んだ。カメラの前に立ち、歩乃果へのメッセージをつたえてから、笑顔で歌をうたった。
歌詞は次のようなものだ。

わたしは　あなたが　だいすきです
せかいで　いちばん　あなたが　だいじ
あさも　ひるも　よるも　あなたと　いっしょ
いつでも　あなたを　まもってあげる
（中略）
かなしいときは　だきしめてあげる
ねむれないよるには　うたってあげよう
みんな　あなたが　だいすきです
とくべつ　わたしは　あなたが　だいすき

あなたが　いるだけで
あなたが　いるだけで

とても　とても　とても　うれしい

（絵本『あなたがだいすき』より　作詞・鈴木まもる　作曲・音夢鈴）

病院に入院した後、歩乃果はこの動画を何度もくり返して見た。きっとホスピスのスタッフに見守ってもらっているような気になり、勇気づけられたにちがいない。

西出は言う。

「手術が終わった後も、歩乃果ちゃんは病気や死について赤裸々に話してくれています。まるで子供の心の中はこんなふうなんだよって教えてくれるみたいに真っすぐな言葉で表現する。難病の子供たちの代弁者みたいだって思います。この前も、治療についてこんなことを言ってました。

『病気と闘うのはしんどいよ。でも、いつでもママが歩乃果の味方になってくれる。だから治療がうまくいかなくてもいいの。ママが味方になってくれることを感じられるだけで嬉しいから』

これを聞いて、子供って一人で闘病しているというより、治療の中で家族の愛情を感じられることに喜びを見出《みいだ》しているんだって気づかされました。そうすると、私たちもそれを踏まえた上で他の子供たちと接しなければならないってことですよね」

西出は他のスタッフと、「歩乃果ちゃん語録」をつくろうかと話し合っている。彼女の言葉を通して他の子供たちの心の声に耳を澄ますことは、スタッフとして成長につながるはずだ。

印象に残る歩乃果の言葉としては次のようなものがある。

――悪い子ちゃん（がん）がまた出てきちゃったから、病院の先生に光（放射線）を当ててやっつけてもらうんだよ。

――お母さんはいつも私が痛くないように準備してくれる。痛いかどうかより、お母さんがそんなふうに考えてくれることが嬉しいの。

――がんばっているのに、がんばれって言われたくないよ。

――MRIの検査は好きじゃない。だって、蝶々《ちょうちょう》ちゃん（点滴静脈注射で使用する翼状針）が嫌いなんだもん。

――自分がいなくなってママが悲しむのがイヤ。

――歩乃果がいなくなったら、ママが困るでしょ。だから困らせたくない。

――お父さんが元気になったらホスピスに遊びに行こうねって言ったけど、歩乃果は「元気にならなくても行きたい」って答えたよ。

こうした言葉の一つひとつが、スタッフの子供に対する洞察力を育てていくのだろう。それが大勢の難病の子供たちを支えることにつながるのだ。

西出は述べる。

「ホスピスのオープンから二年が経《た》って、最初に目指していた『友として寄り添う』の意味がだんだんとわかってきました。いろんな子供と接したり、歩乃果ちゃんの言葉を聞いたりして、それまで以上に深く理解することができたんです。

理想は傍にいることで、相手にエネルギーをつたえられる存在になることですね。子供や親御さんに、ここに来れば安心できるとか、この人がいれば何とかなると思ってもらえるような存在です。スタッフ一人ひとりがそうなれれば、ホスピスは社会にとってなくてはならないものになると信じています」

二年目を経て三年目を迎えようとしているこの年、ホスピスのスタッフは歩乃果ちゃんの言葉に耳を傾けながら、より深いところで子供や家族とつながろうとしている。個々の置かれている状況はちがっても、深く生きるという目指すところは同じだ。ホスピスはそれを実現するための場所なのである。

こうしたホスピスのあり方を、原はどう思っているのだろうか。彼は述べる。

「TSURUMIこどもホスピスは、日本で初めての民間のこどもホスピスとしてスタートしましたので、スタッフはマニュアルのない中で何もかもが初めてだったはずです。子供の死とはどういうものなのか。ご遺族はどういう気持ちなのか。寄り添うとはどういうことなのか……。最初は混乱することもたくさんあったでしょう。

僕は四十年近く医者をやってきたので、それなりのことは経験してわかっているつもりです。ただ、それを言葉で教えることはできませんし、ホスピスの人たちは医者とはまた異なるかかわり方をしています。そうなれば、スタッフ各々《おのおの》が一から自分で経験をつみ重ねて成長していってもらうしかない。だから、僕は口を挟まず、彼らがホスピスのスタッフとして育っていく姿を見守ろうと決めていました。

みんなが試行錯誤しながらやってきたことで、TSURUMIこどもホスピスはようやく土台ができ上りつつあります。今後、日本の医療現場ではますますQOLに光が当たっていくのは確実で、似たようなホスピスをつくろうという動きも全国で起きています。近い将来、TSURUMIこどもホスピスが子供や家族を支えるために培《つちか》ってきたものは必ずその役に立つはずです」

原が見据えるのは、一つの施設の完成ではなく、広く日本の小児医療を変えることなのだろう。

代表理事の高場も同じ考えをもっている。彼の言葉である。

「将来的に、僕はこのホスピスで培ったノウハウを全国に公開することを考えています。日本全国には約二万人の命の危険に脅《おびや》かされた難病の子供たちがいると言われていて、うちだけがいくらがんばってもできることには限界があります。難病の子供たち全員を支えるには、本来は各都道府県に一つずつくらい同じような施設が必要になる。そのためには、このホスピスをオープンソース化して、失敗から成功まであらゆることを開示し、同じ事業をしようという人たちが参考にできるようにするべきです。全国にホスピスが増えれば、日本の医療そのものが変わっていくことにもなると信じています」

そう、TSURUMIこどもホスピスは日本初の民間の小児ホスピスであり、日本全国に広げるという意味において先駆的存在なのだ。数十年後に振り返れば、この施設を利用した子供たちが残した言葉、家族の抱える思い、そしてスタッフの苦悩と努力はすべて歴史の一ページ目に記録されることになるかもしれない。

原や高場が指摘するように、ここで行われていることのすべてが正解であるはずがない。子供が孤独を感じ、家族が戸惑い、スタッフが無力感に打ちひしがれることもあるだろう。だが、それら一つひとつが道しるべとなり、未来を生きる人々の足元を照らすはずだ。

――友として寄り添う。

時や場所が変わっても、この目標は変わらない。それを広めるためのＴＳＵＲＵＭＩこどもホスピスの歩みは、まだはじまったばかりなのだ。

エピローグ

ホスピスが三年目を迎えた春、北東紗輝は新入生として桜が咲き乱れる高校の正門をくぐっていた。市総合医療センターで久保田鈴之介らとともに長らく闘病し、ホスピスのオープニングセレモニーで、ファーストリテイリングの柳井正らとテープカットをした少女だ。

私が初めて会った時、ぶかぶかの中学の制服を着た彼女は、たどたどしい口調で「勉強が好き」「だんだん学校に慣れてきた」と話していた。長い闘病生活で遅れた分を取り戻そうと、毎月ホスピスにやってきては、二階のこもれびの部屋で「赤鼻そえじ先生」こと副島賢和に勉強を教わっていた。その彼女が、この春に中学を卒業して高校生になったという。私は彼女に連絡を取り、話を聞くことにした。

休日の昼下がりだったこともあって、待ち合わせた梅田駅のホテルのレストランは大勢の人で混雑していた。約束の時間に、紗輝は杖《つえ》を突いて左足を引きずりながらやってきた。傍らには、母親の恭子がいる。紗輝は私に気づくと、はにかむような笑顔を見せた。

「お久しぶりです」

中学生の頃と比べて、顔つきが大人びた印象だ。

テーブルについて、食事をしながら近状を聞いた。紗輝はゆっくりと答えた。

「この春から、家から電車で一本で行ける通信制の高校に通ってるんです。体のことがあってギュウギュウの満員電車に乗って時間通りに登校することが難しいので、自分のペースで三年から五年かけて卒業する仕組みの学校を選びました」

紗輝は中学校時代に猛勉強して遅れを取り戻し、授業についていけるまでになったそうだ。

とはいえ、紗輝の体には後遺症が残っていたし、継続的に病院へ行って検査や治療を受けなければならなかった。そのため、中学三年の進路面談では、別の二つの選択肢があった。一つが家からバス一本で行ける私立高校、二つ目が障害者向けの特別支援学校だ。前者は健常者向けのカリキュラムに体力がついていくかどうか不安で、後者は自分が目指すところとズレている印象があった。

そんな時、市総合医療センターで出会った五歳上の女の子から、通信制の高校の話を聞いた。彼女は中学生の時に治療を受けて快復し、全日制の高校へ進学したものの、体力がもたず通信制へ編入した。通信制では体調に合わせて好きな時に授業が受けられるため、無理なく卒業することができたという。紗輝はそれを聞いて、校長が障害者支援に力を入れている今の高校を選んだ。

　紗輝は言う。

「学校は障害のある生徒のことをいろいろと考えてくれてます。自分のペースで時間割を組めるだけじゃなく、ネットによるオンライン授業も受けられる。入院してても、病室で単位を取れるんです。今は通勤ラッシュを避けるために、午前十時に登校して午後三時に下校することにしています。障害者スポーツもさかんで、パラリンピック公式競技のボッチャを習っています。障害者用の大会もあって参加できるので、すごく楽しみです」

　私は話を聞きながら、初めて会った時に彼女が看護師など医療関係の仕事につきたいと言っていたのを思い出した。今、彼女はどんな夢を抱いているのだろう。

　それを尋ねると、紗輝は答えた。

「いろいろあって、病棟保育士を目指しています。小児病棟で、小学校に上がる前の子供たちのお世話をする保育士。ホスピタル・プレイ・スペシャリストの山地（理恵）さんみたいな仕事ですね」

　紗輝は脳腫瘍《のうしゅよう》の手術の後遺症で左手に麻痺《まひ》が残っていたことから、看護師の業務は難しいのではないかと考えるようになった。そんなある日、足の手術のために入院したところ、久々に病棟保育士が幼い子供たちと楽しそうに遊んでいるのを目にした。

これがきっかけとなって、紗輝は病棟保育士を目指すようになった。片手が麻痺していても、保育士ならさほど問題にならないし、闘病経験を活《い》かして子供たちと向き合うことができる。それに、通信制高校を紹介してくれた五歳上の女の子が、専門学校へ進学して、保育士になる目標を抱いていることも大きかった。

紗輝は言う。

「ホスピスにも保育士の免許をもっている人がいるので教われると思っています。ホスピスの子供と触れ合うことで保育士になる練習もできますし」

ホスピスは、紗輝にとって支えてくれる場所というより、自分の夢をかなえるための場所になりつつあるのだろう。

隣で聞いていた母親の恭子は、しみじみとした口調で言った。

「母親の私から見ても、紗輝は強いなって思います。三歳から病気と闘っているにもかかわらず、一生懸命に前を向いて、自分の意志をもって何かに取り組もうとする。

私もこの四月から、ホスピスの一室で『おとなサロン』という会を月に一度開催することにしました。難病の子供をもつ親たちがつながることのできるサークルみたいなものです。私は引っ込み思案な性格だったんですが、紗輝を見習ってやれることをやっていこうって思ったんです。もしかしたら、私だけじゃなく、他の親御さんも病気の子供からたくさんのことを学んでいるのかもしれませんね」

紗輝はその話を聞いて言った。

「あと、患者同士で支え合って成長していくってこともあるやん。病棟で本当にたくさんの人に会ったもん」

「紗輝にとってはスズ君たちとの出会いは大きかったもんね」

紗輝は鈴之介の名前を聞いて、思い出したように私に向かって言った。

「そうや。少し前に、あるところへ行ったら、スズ君の記事の切り抜きがあったんです。訊《き》いてみたら、その人はスズ君のことを知っていて、難病の高校生のための学習支援を市長に訴えたことがすごいって言ってはりました。

スズ君が亡《な》くなってから何年も経《た》つのに、こういう出会いがあるって驚きですよね。スズ君がやったことの大きさを改めて感じましたし、自分もあんなふうに生きていきたいって思っています。そのためには、できることを全力で挑戦していかないけませんよね」

紗輝も恭子も十数年の闘病生活を悲劇と捉《とら》えるのではなく、成長の肥やしにしようとしているのだろう。痛み、出会い、別れ、悲しみ……それらを人生に活かすことで、意味あるものに変え、社会に役立てようとしている。二人が目指しているのは、そういう生き方なのだ。

私はホスピスで聞いた「深く生きる」という言葉を思い出さずにはいられなかった。紗輝はたしかにそう生きているし、将来そのバトンを他の人につなげようとしている。それこそが、ホスピスにかかわる全員が目指す未来なのだろう。

写真提供　大阪市立総合医療センター（111頁、205頁）

写真提供
&
取材協力　（230頁、233頁、297頁）
公益社団法人こどものホスピスプロジェクト
ＴＳＵＲＵＭＩこどもホスピス
（利用や寄付を考えている方など、詳細はＨＰを）
https://www.childrenshospice.jp/

この作品は令和二年十一月新潮社より刊行された。

石井光太著

絶対貧困

―世界リアル貧困学講義―

「貧しさ」はあまりにも画一的に語られていないか。スラムの生活にも喜怒哀楽あふれる人間の営みがある。貧困の実相に迫る全14講。

石井光太著

遺体

―震災、津波の果てに―

東日本大震災で壊滅的被害を受けた釜石市。人々はいかにして死と向き合ったのか。遺体安置所の極限状態を綴ったルポルタージュ。

石井光太著

「鬼畜」の家

―わが子を殺す親たち―

ゴミ屋敷でミイラ化。赤ん坊を産んでは消し、ウサギ用ケージで監禁、窒息死……。家庭という密室で殺される子供を追う衝撃のルポ。

石井光太著

43回の殺意

―川崎中1男子生徒殺害事件の深層―

全身を四十三カ所も刺され全裸で息絶えた少年。冬の冷たい闇に閉ざされた多摩川の河川敷で何が起きたのか。事件の深層を追究する。

門田隆将著

なぜ君は絶望と闘えたのか

―本村洋の3300日―

愛する妻子が惨殺された。だが、犯人は少年法に守られている。果たして正義はどこにあるのか。青年の義憤が社会を動かしていく。

国分拓著

ヤノマミ

大宅壮一ノンフィクション賞受賞

僕たちは深い森の中で、ひたすら耳を澄ました――。アマゾンで、今なお原初の暮らしを営む先住民との150日間もの同居の記録。

こどもホスピスの奇《き》跡《せき》

新潮文庫　い－99－10

令和五年五月一日発行

著者　石《いし》井《い》光《こう》太《た》

発行者　佐藤隆信

発行所　株式会社 新潮社

郵便番号　一六二―八七一一
東京都新宿区矢来町七一
電話 編集部(〇三)三二六六―五四四〇
読者係(〇三)三二六六―五一一一
https://www.shinchosha.co.jp

価格はカバーに表示してあります。

乱丁・落丁本は、ご面倒ですが小社読者係宛ご送付ください。送料小社負担にてお取替えいたします。

印刷・大日本印刷株式会社　製本・株式会社大進堂

ISBN978-4-10-132540-8 C0147